"十四五"国家重点出版物出版规划项目

国家临床医学研究协同创新战略联盟权威推荐

健康中国·疾病管理丛书

结直肠癌

管理手册

主编　张澍田

U0302234

科学技术文献出版社

SCIENTIFIC AND TECHNICAL DOCUMENTATION PRESS

·北京·

图书在版编目（CIP）数据

结直肠癌管理手册 / 张澍田主编. —北京：科学技术文献出版社，2024.4
ISBN 978-7-5235-0244-0

Ⅰ. ①结… Ⅱ. ①张… Ⅲ. ①结肠癌—防治—手册 ②直肠癌—防治—手册
Ⅳ. ① R735. 3-62

中国国家版本馆 CIP 数据核字（2023）第 080388 号

结直肠癌管理手册

策划编辑: 蔡　霞　邓晓旭　责任编辑: 蔡　霞　责任校对: 王瑞瑞　责任出版: 张志平

出　版　者	科学技术文献出版社	
地　　　址	北京市复兴路15号　邮编　100038	
编　务　部	（010）58882938，58882087（传真）	
发　行　部	（010）58882868，58882870（传真）	
邮　购　部	（010）58882873	
官 方 网 址	www.stdp.com.cn	
发　行　者	科学技术文献出版社发行　全国各地新华书店经销	
印　刷　者	北京地大彩印有限公司	
版　　　次	2024 年 4 月第 1 版　2024 年 4 月第 1 次印刷	
开　　　本	710×1000　1/16	
字　　　数	145 千	
印　　　张	13.5	
书　　　号	ISBN 978-7-5235-0244-0	
定　　　价	59.80元	

健康中国·疾病管理丛书
编委会

名誉主编

    赵玉沛

编　　委（按姓氏笔画排序）

马　丁	马长生	马良坤	王　刚	王小平	王拥军
王明贵	申昆玲	宁　光	乔　杰	刘志红	刘俊涛
杜奕奇	李　蓉	李兆申	李凌江	杨　帆	吴开春
佟仲生	张冬莹	张伟丽	张陈平	张澍田	陆　林
陈　旭	陈　彪	陈吉华	陈香美	范　利	林　红
周后德	周学东	周智广	郑劲平	赵继宗	郝希山
胡文杰	侯凡凡	施　红	奚　桓	高树庚	唐北沙
曹　丰	曹　彬	梁　敏	董建增	董碧蓉	蔡　军
樊代明					

编委会办公室

主　　任　张澍田

副 主 任　尤　红　孔媛媛

秘　　书　刘　茉　焦　月　王　沛

《结直肠癌管理手册》
编委会

主　编　张澍田

副主编　李　鹏　王拥军　郝建宇　张　川　刘　红

　　　　　郭水龙

编　委（按姓氏笔画排序）

　　　　马　丹　王文海　王文静　王亚丹　王拥军

　　　　王俊雄　王洁玮　邢　洁　朱思莹　乔新伟

　　　　刘　红　孙　灿　孙秀静　李　鹏　李恒存

　　　　连宏建　张　川　张　希　张　政　周卫真

　　　　宗　晔　孟凡冬　赵　宇　赵　彦　郝建宇

　　　　郭子皓　程　芮　翟惠虹

秘　书　程　芮　刘　茉

健康中国·疾病管理丛书
总序

　　健康是促进人的全面发展的必然要求，是人生命之所系，是全体人民的最大财富。一人健康是立身之本，人民健康是立国之基，对中国极具现实和长远意义。习近平总书记在全国卫生与健康大会上强调，没有全民健康，就没有全面小康，要把人民健康放在优先发展战略地位，努力全方位全周期保障人民健康。为积极应对当前突出健康问题，采取有效干预措施，进一步提高人民健康水平，中共中央、国务院制定《"健康中国 2030"规划纲要》，从"五位一体"总体布局和"四个全面"战略布局出发，对当前和今后一个时期更好保障人民健康做出了制度性安排。党的二十大再次强调推进健康中国建设，明确指出人民健康是民族昌盛和国家强盛的重要标志，把保障人民健康放在优先发展的战略位置。

　　习近平总书记在科学家座谈会上将"面向人民生命健康"列为科技工作的"四个面向"之一，为我国医学科技工作提供了根本遵循。历史和现实都充分证明，卫生健康事业发展必须依靠科技创新的引领和推动，保障人类健康离不开科学发展和技术创新。在中国科学院第十九次院士大会、中国工程院第十四次院士大会上，习近平总书记提出，中国要强盛、要复兴，就一定要大力发展科学技术，努力成为世界主要科学中心和创新高地。党的十八大以来，为推动医药卫生科技事业发展，我国着力完善国家创新体系，国家临床医学研究中心作为国家级科技创新基地形成系统布局，在集聚医学创新资源、优化组织模式等方面发挥了积极作用，是卫生与健康领域贯彻落实全国科技创新大会精神的重要举措，整体推进了我国医学科技发展、加快了医学科技成果临床转化和普及推广。

科技创新是科学普及的源头所在，科学普及是科技创新成果的最广泛转化，开展科普可极大推动科研的进步与创新。习近平总书记强调，"科技创新、科学普及是实现创新发展的两翼，要把科学普及放在与科技创新同等重要的位置"。健康中国战略提出，科学普及健康知识，提高全民健康素养水平，是提高居民自我健康管理能力和健康水平最根本、最经济、最有效的措施之一。

为进一步加强健康科普内容的开发与传播力度，提升民众健康素养，促进科技创新，由科技部、国家卫生健康委、中央军委后勤保障部和国家药监局等部门牵头，国家临床医学研究协同创新战略联盟秘书长单位（首都医科大学附属北京友谊医院）组织，联合各国家临床医学研究中心编写出版"健康中国·疾病管理"丛书。

丛书充分发挥各国家临床医学研究中心的特色及学科优势，由多名院士、院长及知名专家领衔编写，聚焦人民群众常见的健康及疾病问题，以常见病种为单位，独立成册。每本书深入浅出地从预防、诊断、治疗、康复和问答等5个方面介绍了疾病相关知识，使读者可以充分了解疾病，建立科学健康观念，做到疾病的早预防、早发现、早诊断、早治疗，改善疾病预后，延长健康寿命年，更好地享受健康幸福生活。丛书注重科学性、实用性及原创性，力争成为国家临床医学研究中心彰显前沿、科学、权威形象的重要窗口以及公众获取健康科普知识的有效渠道。

未来，各国家临床医学研究中心将不断编写分册，纳入更多疾病种类，使更多读者受益。希望相关机构可以紧追信息化时代潮流，利用移动端、电视、广播、互联网等平台，广泛促进"健康中国·疾病管理"丛书在学校、社区及农村的传播，多层次、多渠道地惠及广大公众，帮助其树立科学、先进的健康理念，掌握科学的健康方法和知识，推动健康科普知识的全民普及，共享科技发展成果。

丛书凝聚了各国家临床医学研究中心、各位专家学者和科技工作者的智慧、经验和汗水，借此机会向你们致以衷心的感谢和诚挚的敬意！站在中国发展进程的关键时期，我们迎来"十四五"规划的新征程。

"十四五"是我国开启全面建设社会主义现代化国家新征程的第一个五年，更是推动我国科技创新及卫生健康事业高质量发展的重要历史机遇期。希望医学科普工作立足前沿，坚持发展创新，为推动健康中国建设、实现中华民族伟大复兴的中国梦贡献更大的力量！

科技部社会发展科技司

2023 年 2 月

健康中国·疾病管理丛书
推荐序

2021年3月，习近平总书记在福建省三明市调研时指出，健康是幸福生活最重要的指标，健康是1，其他是后面的0，没有1，再多的0也没有意义。"健康是1"彰显了中国共产党始终不变的"为中国人民谋幸福，为中华民族谋复兴"的初心使命，饱含着以习近平同志为核心的党中央"始终把人民生命安全和身体健康放在第一位"的深沉真挚的人民情怀。

为进一步科学普及健康知识，提高全民健康素养水平，由科技部、国家卫生健康委、中央军委后勤保障部和国家药监局等部门牵头，国家临床医学研究协同创新战略联盟秘书长单位（首都医科大学附属北京友谊医院）组织，联合各国家临床医学研究中心编写"健康中国·疾病管理"丛书。

丛书由各领域知名专家领衔编写，聚焦人民群众常见的健康问题，根据常见病种分类独立成册，充分发挥各国家临床医学研究中心的特色及学科优势，从预防、诊断、治疗、康复和问答等5个方面介绍疾病相关知识，使读者可以充分了解疾病，树立健康观念，做到早预防、早发现、早诊断、早治疗，为改善疾病预后、延长健康寿命年提供了重要参考。

丛书凝聚了各国家临床医学研究中心及各位专家学者的智慧、经验和汗水，在此向你们致以衷心的感谢和崇高的敬意！站在"两个一百年"的历史交汇点上，相信医学科技工作者能够立足前沿，坚持发展创新，为推动健康中国建设、实现中华民族伟大复兴的中国梦贡献智慧和力量！

中华医学会会长

中国科学院院士

北京协和医院名誉院长

2023 年 2 月

前　言

结直肠癌（colorectal cancer，CRC）是一种常见且严重的疾病，又称为大肠癌，指来源于结肠和直肠黏膜的恶性肿瘤。我国结直肠癌在所有恶性肿瘤发病率中排第 3 位，发病率和病死率均较高；更值得注意的是，我国结直肠癌好发年龄为 40 ～ 50 岁，比国外提前 10 ～ 15 岁，且目前早期诊断率较低，一经发现，多数已至中晚期。"早发现、早诊断、早治疗"是目前唯一降低结直肠癌死亡率的方法。肠息肉被公认为是结直肠癌的"前身"，目前已明确至少 80% 的结直肠癌都是从息肉一步步演化而来的，而"息肉→低级别腺瘤→高级别腺瘤→癌变"这一过程一般需要 5 ～ 15 年。肠息肉在大多数情况下没有明显的临床症状，结肠镜的筛查起到了关键作用，如果早期发现并明确诊断后，早期结直肠癌治疗效果非常显著，5 年生存率可达 90% 以上。

随着医学技术的进步和全民医疗意识的提高，结直肠癌及对其早诊早治起到重大作用的结肠镜检查越来越多地得到了大家的关注。与此同时，人们心中也必然会对这一疾病的诊断、预防、治疗产生许多的疑问：结直肠癌早期有什么症状？什么生活习惯会增加结直肠癌的风险？有什么检查能够早期发现结直肠癌？结肠镜是什么？结肠镜都能做到什么？在做结肠镜检查前后患者都需要了解和注意什么？

希望通过本书对结直肠癌相关医学知识的普及，能够帮助大家比较全面地了解结直肠癌如何预防、如何诊断、如何治疗、如何监测，从而更好地面对这一疾病，做一个积极的健康自我管理者。

2024 年 2 月

目 录 ·························· CONTENTS

预防篇

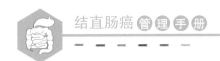
认识自己的肠道

📖 正常的肠道是什么样的?

"肠子? 这有什么不明白的呢,不过就是个两头开口连通的管子罢了,懒洋洋地躺在肚子里,暂存一下便便,时不时制造个臭屁给我们带来一点尴尬,还能有什么其他本领。"不要小看我们的肠子,这可是跟着我们人类一起进化了数百万年的器官,每一处结构、每一个动作都经过了时间的淬炼,可没有这么简单呢!

小肠的结构

"肠子"分为小肠和大肠。小肠的总长度可达 3 ~ 6 m,它松松垮垮地盘绕在我们的肚子里,勤勤恳恳地工作着,其上布满的褶皱和绒毛,使小肠与食物接触的面积大大增加。如果我们将小肠上的所有褶皱全部铺开,表面积差不多能达到 200 m^2,这对于食物来说可是绝对的豪宅。经过口腔和胃加工过的食物在这间"豪宅"中与消化酶充分混合,被分解成为可吸收的营养物质,然后透过小肠壁被吸收,送入血液,为我们的身体提供能量。仅功能而言,所有的器官都需要消耗能量,只有到了小肠这里,才能吸收回来,这也正是小肠的功能,让吃饭变得如此有意义。

需要单独提出的是,小肠的长度虽然是大肠的数倍,但其出现恶性肿瘤的概率要远远低于大肠,因此,当没有乳糜泻、不明原因消化道出血或其他一些指向性明显的症状时，医生很少直接通过小结肠镜为患者筛查疾病，这点与结肠镜检查存在极大差异。

▍大肠的结构

大肠总长度约 1.5 m，周围系膜的支持使得它能够像一个方正的画框一样，固定地套在小肠的四周。小肠里那些不能被吸收和没有被完全吸收的食物残余在这里被进一步处理，钙、脂肪酸和多种维生素在大肠内被进一步吸收利用。除了营养物质外，大肠连食物残渣中的水分都不愿放过，在这里，每天被重新吸收的水量有 1 L 左右，要是没有这一步，我们每天可要多喝一半的水。功能决定结构，大肠没有小肠黏膜中众多的褶皱和绒毛，取而代之的是大量的肠道菌群和免疫细胞，从而发挥其重要的免疫调节功能，此部分内容会在后续章节中具体阐述。

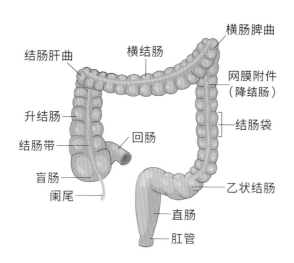

有趣的是，虽然大部分大肠吸收的营养成分都会由血液运输进入肝脏，代谢后再被运往全身加以利用，但最后几厘米大肠的血液却可以不经

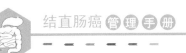

过肝脏，直接进入血液循环系统。虽然不知道为什么会有这样的"漏洞"，但这一点却被医生们很好地利用了，一些药物"栓剂"由此而生。如此给药所需剂量少、肝脏负担小、药物起效快，尤其适用于老人和小孩。

另外我们需要了解，肠道并不是简单的管道，它是由黏膜层、黏膜下层、固有肌层和浆膜层重叠而成的。我们在内镜报告中有时会看到"黏膜下肿物"这样的描述，这说明病变来源于深层，只是把肠道的黏膜层顶出了一个痕迹而已，这时我们就需要借助新武器——超声内镜去一探究竟，这样的病变跟结直肠癌可不是一回事。结直肠癌来源于黏膜层，像杂草一样一边向外伸展叶片，一边向"土壤"里扎根，但在其根扎得还不深时，通过内镜手术很容易就能够将它直接铲除。

我们的肠道是无菌的吗？

人人都渴望有清洁的生活环境，一尘不染是广大洁癖者的座右铭。而这一标准用在我们的肠道中可行吗？

我们都是名副其实的"细菌人"

如果我说你是一个"细菌人"，你生不生气？很遗憾，我们每个人的身体从出生开始就早已成为了细菌们的家。目前在人类肠道中可培养出超过 400 种形态各异的细菌，甚至在血液中也有微量细菌存在的可能。而一个人体内的细菌个体细胞总量相当于全世界人口总数的 1.5 倍，从遗传学来看，我们所继承的基因 99% 都来自细菌！所以不管你愿不愿意接受，我们都是名副其实的"细菌人"，细菌来啦！你怕不怕？

不过，我们人类从发现这些肉眼无法察觉的小东西时，就开始了自以为是的清剿行动。抗生素是这场战争中人类最引以为傲的"核武器"，对细菌们有着致命的杀伤力。然而很快耐药细菌出现了，我们不得不持续升级抗生素的等级企图将细菌一网打尽，而换来的却是越来越强大的超级细菌。对此，医生们早已展开了新的思考，开始寻找这场"人菌大战"的新出路，抗生素的滥用情况已经得到了重视，政府对医院各种抗生素使用的限制也越来越严格。

其实细菌之于我们，正如我们之于地球。大多数人在享受大自然馈赠的同时，也给予了大自然自己的贡献，这一部分人姑且称为"好人"；还有一部分人并不愿意付出，虽然大多数时间可以相安无事，但有时候还会不小心危害到地球，这就是"普通人"；总会有极少一部分"坏人"完全无法与地球和平共处，他们是战争的始作俑者，也是自然环境恶化的根源。同理，我们将肠道菌群也分为益生菌、机会致病菌和有害菌，分别对应"好人""普通人"和"坏人"。为了我们自己的健康，我们需要与益生菌和平共处、互惠互利，对待有害菌，则要毫不手软地将其铲除。

肠道益生菌

肠道益生菌包括乳酸菌、酵母菌等，人类肠道为它们提供了舒适、营养充分的环境，而它们回报给人类的更多，参与宿主从生长发育到生老病死的各个阶段。我们饱餐一顿后食物进入胃肠道，益生菌也开始了自己的宴席。乳酸菌在体内能够正常发挥代谢活性，分解食物中的蛋白质、碳水化合物及脂肪，将这些营养物质降解为身体可以直接吸收利用的小分子物质。同时它们在代谢过程中可以合成叶酸等人体生长、发育所必需的维生素，甚至代谢产物可以为胃肠道营造酸性环境，提高消化酶的活性。当然益生菌也不只是一群辛勤劳作的乖宝宝，当外来菌群入侵时，乳酸菌分泌黏附素与肠黏膜牢固结合，形成一道"长城"，为我们抵御外敌。当遇到它们处理不了的病菌时，它们也会唤醒"老大哥"——巨噬细胞，促进机体的免疫反应。研究表明，健康人肠道益生菌的比例可以达到70%，普通人为25%，便秘人群为15%，而癌症患者肠道内的益生菌比例只有10%。由此可见，倘若肠道无菌，疾病就会随之而来。免疫力低下、长期消化不良、肿瘤、肝硬化等人群，以及胃肠功能减弱的中老年人都应该积极补充益生菌。

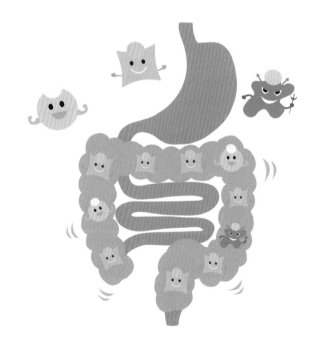

机会致病菌

机会致病菌又称为中性菌，人体需要它们的一些功能，但若它们毫无节制地繁殖或者从肠道转移至身体其他部位，就会对健康造成危害。相比于益生菌，机会致病菌只是一群迷迷糊糊的孩子，有时候会闯祸，我们需要有足够的耐心控制它们而不能赶尽杀绝。肠道中代表性的机会致病菌有大肠杆菌、肠球菌等，其中大肠杆菌的大名可谓是家喻户晓，它们在人和动物的肠道内普遍存在，能够促进人体维生素的合成，在20世纪80年代以前，人们一度认为大肠杆菌只是一种非致病菌群，可这一菌群中有很多危害极大的变种，目前国际公认能够导致胃肠道感染的大肠杆菌有6种，即肠道致病性大肠杆菌、产肠毒素性大肠杆菌、肠侵袭性大肠杆菌、肠出血性大肠杆菌、肠集聚性大肠杆菌，以及肠产志贺样毒素（具有侵袭力的大肠杆菌）。另外，还有易导致尿道感染的尿道致病性大肠杆菌，以及最新命名的肠集聚性黏附大肠杆菌。若它们在肠道内大量繁殖得不到控制，轻则腹痛、腹泻、食欲缺乏，重则可引起尿道感染、关节炎、脑膜炎、败血型感染，甚至致命。幸运的是大肠杆菌耐热性极差，我们在日常生活中做到饮食清洁、不食生肉、安全温度保存食物就可以很大程度上避免大肠杆菌的感染。

肠道有害菌

小心哦！损友来了！虽然我们有忠心耿耿的益生菌和强大的免疫系统保驾护航，但肠道有害菌对身体的危害仍然是巨大的。细菌大多数时候对肠道来说都是外来的入侵者，也有极其微量的细菌潜伏于人体中，平时优势菌群的抑制使它们无法兴风作浪，一旦我们身体虚弱，它们就会毫不犹豫地在胃肠道中攻城略地。例如，产气荚膜梭状芽孢杆菌是肠道菌群的一种，是粪便污染土壤和水源的指标，一旦脱离免疫系统的掌控就会大量释放肠毒素，引起呕吐、腹泻。沙门菌是食物中毒"事件"中的惯犯，它们可在食物中存活相当长的时间，历史上著名的"伤寒玛丽"事件就是拜它们所赐，可怜的女佣玛丽将伤寒沙门菌传染给了不计其数的无辜者。金黄色葡萄球菌是食物中毒案中的又一罪魁祸首，不仅可释放肠毒素，且生存能力强，在100 ℃沸水中可以存活30秒，即便被消灭了，其"尸体"内的肠毒素依然会伤害我们，而且随着抗生素的滥用，它们还进化出了耐药性极强的耐甲氧西林金黄色葡萄球菌这一变种。这些有害菌除了直接破坏胃肠道引发疾病外，还会间接引起一些慢性病甚至癌症。如结直肠癌，当胃肠道内有害菌占据优势时，益生菌减少，维生素合成减少，肠道内环境差，可诱发溃疡性结肠炎、克罗恩病、直肠息肉等，过量的胆汁酸和胆固醇在厌氧菌群作用下会形成多种致癌化学物质，最终酿成悲剧。

微生物的世界是五彩斑斓的，显微镜的发明让我们看到并了解了这群神奇的生物。纵观地球生物发展史，人类短短的历史与这些细菌相比不值一提。人类的基因决定了我们从诞生开始到今后的生活中都注定与它们共存，而随着肠道菌群研究的深入，科学家们发现细菌甚至可以通过操控宿主的饮食方式来调控胃肠道环境，为自己营造更舒适的生活空间。不过请不要过于担心，因为细菌们也明白，宿主的健康才是它们生存的保障，经过自然的优胜劣汰后，每一个人的健康，都离不开身体内数以亿计益生菌的"辛勤劳作"。

在日常生活中，我们应该学会和益生菌友好相处，合理膳食、规律作息、慎用药物、保持良好心态等都是我们为健康做的力所能及的努力。目前肠道菌群在临床治疗中的应用研究也进行得如火如荼，相信很快相关的研究成果就可以转化为对抗消化系统疾病的利器。所以与其纠结于我们的肠道是否无菌，不如庆幸我们的肚子里拥有这么多善良、勤劳的益生菌"小朋友"。

肠道是如何保卫我们身体的？

我们每天都要摄入各种食物，从五谷杂粮到鸡鸭鱼肉，有时候肠道难免出现小问题。想必大家或多或少都有过便秘、消化不良的情况。有些人可能不太重视这些"小毛病"，但是事实上，急性肠道疾病值得我们重视，慢性肠道疾病更加不容忽视。长此以往，这些你眼中的"小毛病"会对身体健康造成严重危害，不仅是因为肠道作为人体重要的消化、吸收器官，肩负着营养全身的"重担"，而且肠道稳态失衡可能会导致过敏性疾病、慢性疲劳，诱发机体老化，甚至引起癌症等一系列疾病。

肠道的排泄功能

肠道作为排泄废物和毒素的重要途径，承担着我们想象不到的"抗击外寇"的辛酸，不洁食物内含有的细菌和毒素都需要肠道排出体外。

我们知道粪便在大肠中初步形成，随着肠道的蠕动排出体外，同时也带走各种有害物质，其中包括腐败菌利用蛋白质产生的代谢物、蔬菜水果中的残留农药、食品添加剂，以及霉变、烧烤和腌制食物中含有的各种有害毒素（如黄曲霉素、亚硝胺等）。如果经常便秘，有害菌和毒素在肠道内累积，长此以往，肠道黏膜被破坏，发生慢性炎症，导致癌变风险增大；且毒素入血，导致皮肤长痘，身体乏力，出现人体免疫力下降等情况。

肠道的屏障功能

肠道健康的维持与肠道屏障关系密切，完整的肠道屏障能够阻止肠道内有害物质，如细菌、毒素等透过肠黏膜进入人体其他组织器官和血液内。

机械屏障，肠道屏障中最重要的屏障功能。如果黏膜出现破损（如糜烂或较深的溃疡）肠道的屏障功能就会被破坏。所以，肠壁各层完整才能发挥屏障作用。

化学屏障，如肠黏膜分泌的黏液、消化液等，黏液可以防止粪便磨损和撕裂肠道上皮，还可通过结合病原菌，促进肠蠕动，有利于大便排出。此外，肠道是人体最大的免疫器官，集结了人体 70% 的免疫细胞，除了肠道相关淋巴组织外，分泌型 IgA、抗菌肽等物质也可通过结合有害细菌，抑制病原菌在肠黏膜上聚集生长，避免肠道慢性炎症及 DNA 损伤。

生物屏障，指的就是肠道内正常寄生菌群，对外来菌群的定植有抵抗作用。胃肠道是人体中细菌最多的器官，据估计，肠道中有 10 万亿～100 万亿个微生物。如果正常菌群结构被破坏，病原菌将会过度繁殖，危害人体健康，肠道菌群与许多慢性疾病都有关系，如肥胖、高血压、肺炎及肿瘤等。除此以外，肠道菌群还会影响人们的情绪和睡眠。

前文也介绍了益生菌对于人体健康益处多多，不仅可以合成各种维生素、分解有害物质、通过与病原菌竞争食物或合成抗菌物质来抑制其繁殖，还可降低血清中胆固醇、辅助调节血糖、防治糖尿病，或许还能预防老年性痴呆。

因此，肠道健康十分重要，在日常生活中，请关注自己健康状况，留意粪便的气味、颜色及形状，如果大便变黑、有恶臭、不成形，你需要警惕肠道是否出现问题，并及时就医。

不良生活方式对于肠道的危害比我们想象的更严重，因此，从良好的生活习惯开始，保持健康的生活方式，规律饮食，拒绝夜宵，留给肠道充足的休息时间；增加体育锻炼，避免久坐，让肠子也"动起来"；戒烟限酒，别让酒精损伤自己的肠道黏膜；培养良好排便习惯，和"便秘"说再见；减少抗生素的滥用；最重要的是保持心情愉快。

在饮食方面，需要注意低脂饮食、高纤维膳食。平常多吃新鲜蔬菜、水果，高纤维膳食有助于加快肠道蠕动，防止便秘，减少致癌物与肠道的接触时间，从而降低结直肠癌的发病风险。此外，高纤维膳食还可促进益生菌的生长，促进肠道菌群平衡。

总之，肠道健康问题不容忽视，否则小毛病也会变成大问题。为了更好地爱惜肠道，我们需要做到保持健康生活方式，定期体检，争取"双管齐下"，防患于未然。

情绪是如何影响胃肠道的？

自古以来，美食带给人类生存的希望与无尽的享受，但有时候一些人也会和"吃"过不去。"子在齐闻《韶》，三月不知肉味""衣带渐宽终不悔，为伊消得人憔悴"……在大悲大喜的情绪汹涌而来时，面对丰盛的佳肴也可能无动于衷，让人们逐渐意识到胃肠道与脑之间似乎存在着某种神秘的联系，而临床医生将这种联系称为脑肠轴。

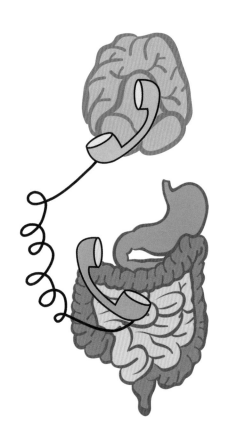

我们可以从字面来理解脑肠轴的含义，大脑与胃肠道之间存在一条"轴线"，使两者之间得以完成信息交流，这便是所谓的脑肠轴了。如果将人体比作一支纪律严明的部队，那么大脑就是"司令官"，而胃肠道则担负着"后勤部长"的重任，每天为这支"部队"提供源源不断的补给。大脑所代表的中枢神经系统可以通过分泌神经递质或相关激素向胃肠道下达命令，而胃肠道也会传回第一手情报影响大脑的功能。同时胃肠道也有自己独立的肠神经系统，既受总指挥部的掌控，也有独立整合信息的能力。在日常生活中脑肠轴对我们的影响很常见，极度饥饿时，人会变得暴躁、敏感；愤怒、忧郁时，我们便会茶饭不思，甚至出现呕吐。由此可见，脑肠轴是一个双向、复杂的神经网络，它的正常运行攸关我们的心理健康和生理健康。

脑肠轴学说在肥胖人群减重方面的应用

肥胖已经逐渐成为全球最突出的健康问题之一，臃肿的体态是诸多慢性病和心理疾病产生的"温床"。脑肠轴理论可以在一定程度上为解释和治疗肥胖开辟新的道路。

研究表明，肠道微生物可以通过肠道激素来影响脑肠轴，从而调节食欲、肠道运动、能量吸收和储存及能量消耗等摄食相关行为，进而影响肥胖的发展。目前已经发现了多种肠道激素（如瘦素、胆囊收缩素、胰高血糖素等），可以通过调节饱腹感、代谢等饮食行为影响体重。虽然现在减重手术仍是治疗肥胖最有效的治疗方式，但我们依然可以寄希望于通过良好的生活方式来避免或延缓肥胖的发展。

在对抗肥胖方面，脑肠轴理论给我们最重要的提示就是要学会倾听身体的"诉求"。研究发现，虽然摄入营养物质会引起肠道激素的分泌，最终向中枢神经传达信号，引起如饱腹感、油腻感之类的生理反应，但这些信号往往是微弱的。面对美食诱惑等其他外界刺激时，我们仍然会忽略胃肠道的警示，继续大快朵颐。所以在医学上，通过药物来增强这种信号也是治疗肥胖的新思路，以向身体传递危险信号，从而引起我们的重视。

脑肠轴学说在心理疾病治疗方面的应用

脑肠轴学说对心理疾病治疗的发展提供了很多新颖的方向。在如今快节奏的社会环境中，压力广泛存在于各个年龄段，学生和工薪阶层群体表现得尤为明显。焦虑、紧张等负面情绪引发的反复消化不良、胃溃疡、消化道出血等胃肠道疾病在临床上屡见不鲜，而这些生理上的疾病已经有了相当规范的治疗手段，但其背后的心理问题却往往被人们忽视。

焦虑症、抑郁症已经成为人群常见的心理疾病。临床上针对抑郁症的药物大多数以改变神经递质的分泌或活性为主，但这些药物往往具有很大的不良反应，如头痛、恶心、呕吐等，且起效缓慢，抑郁症的临床治疗也没有非常明确的指南可供参考。但可喜的是，科学家们在近年来的研究中发现，重度抑郁症患者的肠道益生菌含量远低于健康人。根据这一发现，一系列有关益生菌与情绪的研究开展起来，一些临床上的尝试也证明了益生菌疗法对抑郁症患者治疗的有效性。尽管相关治疗方法尚未纳入临床治疗指南，但这一发现对于广大有心理疾病的患者来说无疑是振奋人心的。所以，"人是铁，饭是钢"并非空穴来风，这提示我们，学习、工作再忙也要把饭吃好，照顾好自己的胃肠道，我们才有继续奋斗的资本。

　　脑肠轴学说的逐渐完善，为未来的医学科研和临床工作提供了新的思路，对这一学说的深入研究也必将开创一个更加全面、人性化的医疗时代。对于我们而言，了解脑肠轴，更多的是提高我们对日常生活习惯的重视。学会调整心态，成为自己情绪的主人，会让我们受益匪浅，与此同时，营养均衡、干净卫生的饮食也能够让我们在与疾病的对抗中事半功倍。

生活细节，日常预警

结直肠癌是如何发生的？

结直肠癌是发生在结直肠的恶性肿瘤，包括结直肠癌和直肠癌。结直肠癌的发生、发展与环境因素、遗传因素及多种高危因素（结直肠腺瘤、炎症性肠病等）相关。结直肠癌发生的途径有 3 条，即"腺瘤—腺癌"途径、"从无到有"途径和"炎症—癌症"途径，其中最主要的发生途径是"腺瘤—腺癌"途径。大多数结直肠癌是由肠内的单个细胞或一组细胞发展而来的，受到内外环境刺激时，这些细胞开始分化并长成非肿瘤性（良性）赘生物，也就是我们常说的腺瘤性息肉。腺瘤继续发展就有可能变为癌症，浸润肠壁或转移到身体其他部位。

结直肠癌的发病率和死亡率都在上升

结直肠癌是全球常见的恶性肿瘤之一，根据 2018 年全球癌症联盟公布的数据，在全部恶性肿瘤中，结直肠癌在全球范围内的发病率和死亡率分别居第 3 位（10.2%）和第 2 位（9.2%），这份数据还提到，我国结直肠癌的发病率和死亡率正在逐渐上升。

根据国家癌症中心发布的 2015 年全国癌症统计数据，全国范围内，结直肠癌在全部恶性肿瘤中的粗发病率和死亡率分别居第 4 位和第 5 位，结直肠癌的发病率和死亡率在不同年龄、性别及地区之间略有不同。

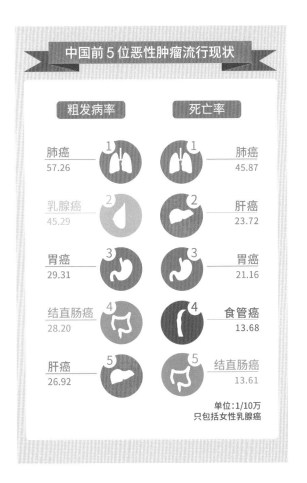

中国前5位恶性肿瘤流行现状

粗发病率　　　　　死亡率

肺癌
57.26

乳腺癌
45.29

胃癌
29.31

结直肠癌
28.20

肝癌
26.92

肺癌
45.87

肝癌
23.72

胃癌
21.16

食管癌
13.68

结直肠癌
13.61

单位：1/10万
只包括女性乳腺癌

▍结直肠癌的年龄分布

随着人口老龄化的加剧，结直肠癌的主要发生群体仍集中在中老年人。不过，近年来，我国结直肠癌的发生年龄呈现出"年轻化"的趋势，有家族史的青年患者增加，这可能与结直肠癌的遗传特点有关，有一级亲属患结直肠癌的个体患病风险明显高于无家族史的个体，在受到其他环境因素影响时更易进展为结直肠癌，发病年龄会更早。整体来看，虽然青年结直肠癌发病例数逐年升高，但总体比例仍相对较低，40岁以上结直肠

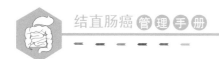
癌发病率开始逐步上升，60 岁以上明显上升，80 岁左右达到高峰。因此，年龄 > 40 岁的中老年人是结直肠癌发病的高危群体。相应地，结直肠癌的死亡率在 65 岁以后明显上升，在 85 岁以上达到高峰，可能与基础疾病及机体自身免疫力下降有关。

▌结直肠癌的好发性别

结直肠癌在男性好发肿瘤中位列第 4（22.5 万例 / 年），仅次于肺癌、胃癌和肝癌；在女性好发肿瘤中位列第 3（16.3 万例 / 年），仅次于乳腺癌和肺癌。男性和女性发生结直肠癌的危险因素略有不同，饮酒、吸烟，以及饮食中钙的含量低、乳制品和膳食纤维摄入量少对男性结直肠癌患病风险有相当大的影响；相比之下，饮食因素对女性结直肠癌患病风险的影响更大。因此，戒烟限酒、调整饮食结构、改善饮食质量，对预防结直肠癌起到了重要作用。研究发现，65 岁以上男性及 75 岁以上女性的结直肠癌死亡率基本呈逐年上升趋势，因此，以上群体应注重良好的生活方式和饮食习惯的养成，加强预防和筛查。

▌结直肠癌的好发地区

结直肠癌在欧美等发达国家的发病率明显高于发展中国家，一定程度上，该病可被视为社会经济发展的标志。在我国，结直肠癌的发病呈现出城市高于农村、东部高于西部的趋势，这可能与城市地区及东部地区人群肥胖的发生率明显升高、生活方式及饮食方式明显西化有关。但就死亡率而言，东部地区与西部地区近似，这可能与东部地区发病率高而西部地区医疗水平较低等因素有关。

因此，40 岁以上的中老年人应关注自身消化系统的不适症状，同时改善自己的生活、饮食方式，规避危险因素，降低结直肠癌的风险。

肠道炎症会引起结直肠癌吗？

前面我们已经提到结直肠癌的 3 条发生途径，除了"腺瘤—腺癌"途径外，最常见的是"炎症—癌症"途径。一般来讲，偶尔出现的急性肠炎经过合理治疗后并不会显著增加结直肠癌的发病风险。这里所说的炎症是一种长期的慢性结直肠炎症，最典型的病变即炎症性肠病，包括溃疡性结肠炎和克罗恩病。肠炎相关性结直肠癌常发生于长期处于炎症状态的肠黏膜，其发生遵循"炎症—异型增生—结直肠癌"这一顺序。"异型增生"即正常的细胞生长和分化偏离了正常的轨道，形态和功能发生改变的过程。炎症性肠病患者的肠道异型增生有时很难发现，这就造成了合并结直肠癌的炎症性肠病患者预后相对较差的结果。

高结直肠癌风险的炎症性肠病

炎症性肠病患者患结直肠癌的风险为普通人群的 2 ～ 4 倍。一般来说，炎症性肠病患者患结直肠癌的风险取决于结肠受损害的程度和时间。溃疡性结肠炎患者并发结直肠癌相对较为常见，但累及结肠的克罗恩病也会面临发生结直肠癌的风险。随着炎症性肠病患者患病时间的增加，患结直肠癌的风险也随之增加，从患病 10 年到患病 30 年，患结直肠癌的风险也从 2% 增加至 20%。

对炎症性肠病患者定期进行结肠镜检查，及早发现异型增生或早期病变，是炎症性肠病患者长期随访和监测的主要内容之一。目前推荐炎症性肠病患者在发病或诊断的 8 ～ 10 年开始，通过结肠镜随机活检监测肠道的异型增生，根据检查结果，每 1 ～ 3 年定期复查。随机活检的目的不仅是寻找平坦的异型增生，还要对息肉、狭窄或肿块进行活检。

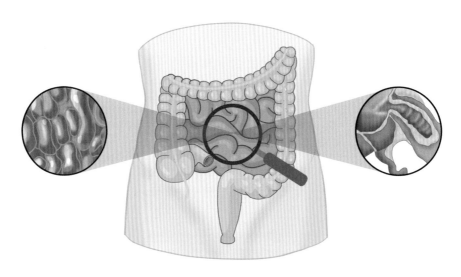

▌ 肠道菌群在"炎症—癌症"途径中的作用

肠道菌群是定居于肠道内的庞大细菌群体，肠道菌群与肠道内环境共同组成肠道微生态。人体可以被看作是肠道微生物的恒温发酵罐，肠道内的丰富营养就是细菌生生不息的培养基。肠道内的细菌大致分为 3 类，即有益菌、有害菌和中性菌。肠道与肠道细菌是互利共生的关系：肠道为细菌提供定植生存的环境，肠道菌群也发挥着某些独特的功能，维持肠道的健康，如营养代谢及肠道保护作用等。

肠道细菌、肠上皮细胞及其分泌物可组成有效的肠道屏障，避免有害菌、有害物质及病原体的侵入。当肠道菌群失调后，肠道内有效的屏障功能就会消失进而引起慢性炎症；在慢性炎症的刺激下，肠黏膜反复发生"损伤—修复"，最终可能导致结直肠癌的发生。总体结论是：肠道菌群异常是结直肠癌发生的重要条件因素，但炎症反应和其他致癌因素是重要的诱因。

因此，调节肠道菌群结构可能是降低结直肠癌发生风险的重要策略，饮食结构的调整、益生元（低聚果糖、低聚半乳糖等）和益生菌（乳酸杆菌、双歧杆菌、酪酸梭菌、粪链球菌、嗜热链球菌等）的摄入及粪菌移植等方法都有助于肠道菌群稳态的维持。

肠道急性炎症一般不会引起结直肠癌，但当炎症迁延为慢性时，如炎症性肠病，发生结直肠癌的风险会相对升高。一般情况下，肠炎相关性结直肠癌遵循"炎症—异型增生—结直肠癌"这一发展顺序，肠道菌群在炎症的发展中扮演重要角色，异型增生的检查则主要依赖于内镜下随机活检。因此，维持肠道菌群的平衡和定期的结肠镜检查对肠炎相关性结直肠癌的预防至关重要。

📖 什么是结直肠溃疡？

消化道管壁一般分4层结构，自管腔内侧到外侧分别是黏膜层、黏膜下层、固有肌层、浆膜层。结直肠溃疡一般累及黏膜下层，严重者可累

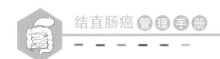

及肌层。形态上，典型的结直肠溃疡与我们日常生活中最常见的口腔溃疡相似，表面覆有白苔，伴有周围黏膜的红肿。造成结直肠溃疡的病因多种多样，包括感染性肠炎、自身免疫相关性疾病、缺血性肠病、结直肠肿瘤、药物性肠炎等。由于引起结直肠溃疡的病因众多，结直肠溃疡并不是发生结直肠癌的必要条件。结直肠癌的形态分为溃疡型、肿块型及浸润型3型，其中溃疡型最多见，占50%以上。简言之，有结直肠溃疡不一定会发生结直肠癌，患有结直肠癌的患者也不一定都表现为结直肠溃疡。

引起结直肠溃疡的常见疾病

感染性肠炎按照病原体可分为病毒性肠炎、细菌性肠炎、真菌性肠炎及阿米巴肠炎。病毒性肠炎所致的结直肠溃疡多见于免疫力低下的患者，如巨细胞病毒、EB病毒感染；细菌性肠炎所致的结直肠溃疡主要包括痢疾杆菌、大肠埃希菌、沙门菌、空肠弯曲菌感染等，长期使用抗生素易合并难辨梭状芽孢杆菌感染等抗生素相关性肠炎，进而导致结直肠溃疡；真菌性肠炎所致的结直肠溃疡以白念珠菌感染多见，主要发生于免疫力缺陷或免疫损伤的患者；阿米巴肠炎所致的结直肠溃疡是由阿米巴滋养体感染引起的。随着卫生条件的改善，发病率已经大大降低。

自身免疫相关性疾病主要包括炎症性肠病（溃疡性结肠炎和克罗恩病）、白塞病、过敏性紫癜等。缺血性肠病所致的结直肠溃疡一般由肠系膜动、静脉闭塞或狭窄导致的肠壁缺血、缺氧、梗死引起，多见于动脉粥样硬化、心功能不全的老年患者。药物性肠炎所致的结直肠溃疡多见于服用NSAIDs类药物的患者。

▌容易癌变的结直肠溃疡类型

急性感染性肠炎所致的结直肠溃疡是一种自限性疾病，肠道上皮组织一般每 3 ~ 5 天更新 1 次，肠黏膜修复一般在病原体排泄结束后 7 ~ 10 天，随后肠道功能逐渐恢复。急性感染性肠炎所致的结直肠溃疡有误诊、误治、延误治疗时机的可能，可使病情加重，出现出血、穿孔等并发症，进而危及生命。不论是何种病原体引起的结直肠溃疡，当炎症迁延不愈转为慢性时，随着结直肠溃疡范围的蔓延及溃疡周围炎症的活动度增加，癌变的风险均会随之提高。病毒性肠炎和真菌性肠炎所致的结直肠溃疡均易发生在免疫力低下的患者，最重要的是针对引起患者免疫力低下的病因进行治疗，因为免疫力低下引起的危害要远大于感染所致的结直肠溃疡引起的癌变。

缺血性肠病所致的结直肠溃疡以缺血为诱因，一旦缺血改善，形成的结直肠溃疡可以较快恢复。如果缺血长时间不改善，往往会导致肠管的坏死，一般不会引起结直肠癌。

药物性肠炎所致的结直肠溃疡多见于服用 NSAIDs 类药物的患者，及时停用相关药物或换用对结直肠黏膜再生无影响的药物可以使结直肠溃疡恢复。与结直肠黏膜相比，NSAIDs 类药物对胃黏膜的损害更大，NSAIDs 类药物引起结直肠癌的病例相对较为少见。

结直肠癌可能表现为结直肠溃疡的形式，并不是所有的结直肠溃疡都会进展为结直肠癌。除炎症性肠病（溃疡性结肠炎和克罗恩病）外，慢性感染性肠炎所致的结直肠溃疡发生癌变的风险也较高，缺血性肠病及药

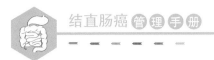
物性肠炎所致的结直肠溃疡一般不会引起结直肠癌。

幽门螺杆菌感染会得结直肠癌吗？

幽门螺杆菌（helicobacter pylori，Hp）是一种革兰阴性杆菌，长 2.5 ～ 4.0 μm，宽 0.5 ～ 1.0 μm，菌体呈螺旋形、S 形或海鸥状。人—人之间的口—口或粪—口途径是其主要传播途径。中国是 Hp 感染大国，在我国大约每两个人中就有一个 Hp 感染者。

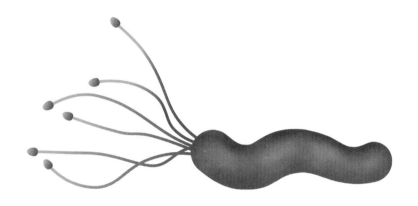

Hp 感染与很多疾病密切相关，其中 15% ～ 20% 发生消化性溃疡，5% ～ 10% 发生 Hp 相关性消化不良，1% 发生胃恶性肿瘤（胃癌、MALT 淋巴瘤），多数感染者并无症状或并发症，但所有感染几乎都存在慢性活动性胃炎，即 Hp 胃炎。

幽门螺杆菌感染与结直肠癌的相关性

目前，国内外进行了较多关于 Hp 与结直肠肿瘤的相关研究。美国杜克癌症研究所（Duke Cancer Institute，DCI）研究人员的一项对 4000 多例结直肠癌病例的分析显示 Hp 蛋白可显著增加非裔美国人患结直肠癌的风险。德国的一项大型病例对照研究也发现 Hp 感染与左侧结直肠癌发生风险增加相关。我国也有多项研究显示 Hp 感染可增加结直肠腺瘤和结直肠癌发生的风险。来自美国国立卫生研究院（National Institute of Health，NIH）的分析数据也显示，Hp 感染与结直肠癌的发生相关，并且其可能是结直肠癌发生的独立危险因素。

Hp 发生的机制仍未完全明确，目前认为可能与以下几个方面有关：①致胃泌素分泌增加，从而诱导肠黏膜上皮细胞异常增生，发生恶性病变，进而增加结直肠癌的发病风险；②改变消化道的酸碱环境，可能造成肠道菌群失调，从而使结直肠肿瘤发病风险升高；③分泌的毒力因子可诱发炎症反应，损伤肠黏膜上皮细胞，使黏膜屏障受损，在长期慢性炎症的刺激下，导致结直肠肿瘤的发生。

但是，Hp 在某些情况下可降低结直肠癌的发生率。在消化系统疾病中，有一种特发性肠道炎性疾病——炎症性肠病（inflammatory bowel disease，IBD），其发展为结直肠癌的风险是正常人群的 2 ~ 4 倍，且随着炎症性肠病患者患病时间的增加，患结直肠癌的风险也随之增加。目前一些研究显示 Hp 感染与炎症性肠病发病成反比关系，这种对 IBD 的保护作用可能归因于 Hp 诱导的系统性免疫耐受和对炎症反应的抑制，进而减少了结直肠癌的发生。Hp 感染对自身免疫性疾病具有特殊的保护作用，因此，在针对 Hp 感染患者制订个性化治疗方案时，应充分考虑 Hp 的免疫耐受特性等。

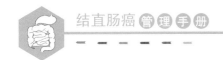

综上所述，Hp 感染与结直肠癌的关系错综复杂，在制订诊疗方案时要因人而异，权衡利弊。

Hp 阳性者建议同时完善胃肠镜检查

结直肠癌是世界范围内常见的恶性肿瘤之一，其发病机制复杂，环境因素、遗传因素及多种高危因素等均与其发生相关，而目前研究发现 Hp 与结直肠癌的发生有一定的关系，因此 35 ~ 40 岁以上发现 Hp 感染及 Hp 感染相关性胃炎，尤其是慢性萎缩性胃炎或者有肿瘤家族史的患者，建议不仅要完善胃镜检查，还应行结肠镜等检查进一步完善结直肠相关疾病的评估，从而早期发现，针对性治疗，改善预后。

大便习惯改变需要警惕的疾病有哪些？

粪便是人体的代谢物，粪便若有异样，往往反映身体出现了问题。正常人一般每天排便 1 次，个别人每 2 ~ 3 天排便 1 次，或每天 2 ~ 3 次。正常粪便成形，日量 150 ~ 200 g，水分占 150 mL。医学上常用布里斯托大便分类法（Bristol stool scale）将大便分为 7 类：第一型和第二型表示有便秘；第三型和第四型是理想的便形，提示消化系统运转正常，尤其第四型是最容易排便的形状；第五型至第七型则有腹泻的可能。偶尔因生活方式等改变可有其他类型出现，但若长期频繁出现其他类型，需要警惕疾病的发生。

布里斯托大便分类法

			便秘
1.坚果状		质地较硬，呈小块状	
2.干硬状		质地较硬，多个小块黏着在一起，呈香肠状	
3.有褶皱		表面布满裂痕，呈香肠状	
4.香蕉状		质地较软，表面光滑，呈香肠状	正常
5.软便		质地柔软的半圆体，小块的边缘呈不平滑状	
6.略有形状		无固定外形的粥状	
7.水状		水状，完全是不含固态物的液体	
			腹泻

便秘患者每周排便小于 3 次，并且排便费力，粪质硬结、量少。当大便频率在每周 3 次到每天 3 次之间时，通常我们不会感到不适，完全能够视作正常。饮食改变、生活不规律、肠道菌群的改变等因素，均会导致大便频率的波动。

腹泻多指排便次数多于平时，每天排便 3 次以上，粪便量和性状发生变化，粪便量增多，不成形，便溏稀，含水量增加，或在一定的时间有频繁水样便，每天排便总量超过 300 g，有时便中脂肪增多，带有不消化食物，

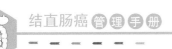

或含有黏液、脓血。

排便的时间不规律、排便次数及性状改变等，这些都属于排便习惯改变。

需要警惕的疾病

结直肠癌的早期症状不明显，一般只表现为便血、腹泻或便秘等，这些症状很容易误诊为痔疮、肛裂、慢性结肠炎、溃疡性结肠炎、阑尾炎等疾病。便秘是结直肠癌较常见的症状之一，有的患者可在便秘后出现腹泻，或便秘与腹泻反复交替，或仅为大便开始时干燥而末端变稀。部分患者以腹泻为首发症状，同时每日排便次数增多，可为黏液血便、黏液脓血便或溏薄稀便，可伴有里急后重感。

但单纯的症状也可能由其他疾病或因素导致，如便秘通常与不良的生活习惯相关，包括饮食因素、未养成定时排便的习惯、缺乏运动等；情绪紧张、焦虑等心理障碍者易出现便秘；肠道病变，如炎症性肠病、疝、直肠脱垂等可引起排便障碍；患有全身性疾病，如糖尿病、尿毒症、脑血管意外等也会出现便秘；滥用泻药可造成肠道黏膜神经的损害，降低肠道肌肉张力，从而导致严重的便秘。

腹泻是一种常见症状，可由一种或多种病因引起。急性腹泻多见于急性感染性腹泻或急性食物中毒；慢性腹泻多见于慢性炎症性肠病、肠道慢性感染（如肠结核、血吸虫病）、吸收不良或肿瘤。某些全身性疾病也常伴有腹泻，如甲状腺功能亢进、糖尿病性肠炎、尿毒症性肠炎、神经症伴肠易激综合征。饭后立即发生腹泻者，多见于肠易激综合征、肠结核等。

但若长期出现以下异常时需特别警惕结直肠癌的发生：大便性状改变，出现黏液便、脓血便或大便变细等；大便习惯改变，如每天规律时间大便，突然改变时间，导致排便不规律等；大便次数改变，每天1次变成每天几次或出现便秘、便秘与腹泻交替，伴大便不尽感等。

当出现以上报警信号时，需及时就诊，避免延误最佳治疗时机。

如何识别便血的不同病因？

血液从肛门排出，粪便颜色呈鲜红、暗红或柏油样（黑便），均称为便血。便血多见于下消化道出血，特别是结肠与直肠病变的出血，但亦可见于上消化道大量出血。便血伴有皮肤、黏膜或其他器官出血现象者，多见于血液系统疾病及其他全身性疾病，如白血病、弥散性血管内凝血等。

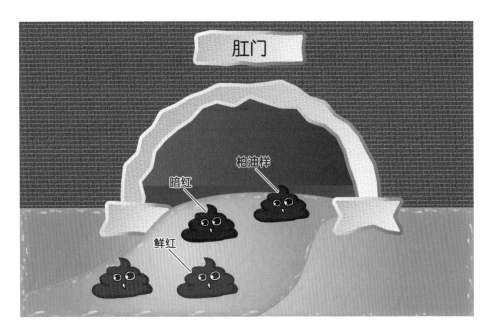

▌不同出血量对应的大便改变

根据出血量的多少，大便会有以下 4 种情况：①如果出血量只有几毫升，大便的性状、颜色可无任何变化，但是如果送检，大便潜血则是阳性；②如果出血量超过几十毫升，血红蛋白在肠道内与硫化物结合形成硫化铁，大量硫化铁的形成导致了黑色大便的形成，同时血液成分刺激肠道，会出现便意频繁的情况；③如果出血量达到几百毫升，因血液的含水量比较大，大便被稀释，和肠道分泌的黏液混在一起，又黏又亮，像铺马路的柏油，所以称柏油样便；④如果出血量超过 1000 mL，肠道蠕动加剧，血红蛋白和铁离子来不及发生充分的化学反应就被排出体外，此时为暗红色甚至鲜红色便，称为血便。当出现后两种情况时说明出血量较大，患者可能出现供血不足症状，如心悸、乏力、头晕，甚至晕厥等。

▌不同颜色血便的常见原因

便血的颜色取决于消化道出血的部位、出血量与血液在胃肠道停留的时间。

第一，发现黑便：如果进食了动物内脏、猪血等，或者应用某些药物（铁剂/铋剂等）补充了铁剂，大便都有可能变黑，但停用后很快能恢复正常。上消化道出血、小肠出血多为黑便，右半结肠出血也可引起黑便，左半结肠出血主要以鲜血便为主。当出现持续疼痛＋呕血＋黑便时须警惕胃癌，出现周期性上腹痛＋黑便时须警惕胃溃疡，出现呕血＋黑便时须警惕急性糜烂型胃炎，出现上腹部疼痛＋饥饿痛＋黑便时须留意十二指肠溃疡等。

第二，发现鲜血便：大量进食某些食物，如西瓜、火龙果等会使大便颜色变红，但较容易区别，不必引起过度的紧张。疾病状态下出现新鲜便血，多为直肠、肛管疾病，但也须警惕结直肠癌的可能。喷溅/滴落+无痛+鲜红可能是痔疮，无痛+血与粪便不混合+鲜红可能是直肠息肉，擦拭/滴落+便时疼痛+鲜红可能是肛裂，肿物+坠感+便秘+鲜红可能是直肠脱垂等。

第三，发现脓血便（暗色便）：排出的粪便中既有脓液，也有血液，血液外观较稀薄，有时含有大量黏液。脓血便或含有黏液的血便，往往见于直肠或结肠内的肿瘤及炎症。持续排便困难+里急后重+便秘/腹泻+暗色便可能是直肠癌，果酱式+排便困难+暗色便可能是结直肠癌，疼痛+里急后重+腹泻+呕吐+暗色便可能是溃疡性结肠炎，腹泻+腹痛+暗色便可能是多发性肠息肉；另外，细菌性痢疾多是黏液脓血便，阿米巴痢疾可呈现果酱样大便。

▌ 发现便血应怎么做

结直肠癌起病隐匿，在肿瘤较小、无坏死出血及感染前是毫无症状的。血便是结直肠癌的早期症状之一，一般早期仅见大便潜血阳性，逐步变为血便及黏液血便。结直肠癌的便血特别需要与痔疮、肛裂、菌痢、溃疡性结肠炎、肠息肉、肠溃疡等疾病引起的便血进行鉴别，以防误诊、误治。上述常见便血的特征对诊断有一定的提示作用，但确诊需综合多方面考虑。

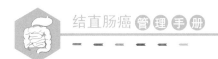
▌ 在便血发生前尽早诊断结直肠癌

　　我国结直肠癌筛查较国外起步晚，多数患者出现消化道出血（黑便、血便等）、便秘、腹泻、腹痛、腹部肿块、排便习惯改变等结直肠癌报警症状，甚至是出现肠梗阻以后才来就诊。但这些症状的出现往往提示患者处于结直肠癌的中晚期，甚至已经延误了手术时机。而早期发现能显著提高患者生存率。因此，结直肠癌的筛查，尤其是结肠镜筛查并及时进行内镜下治疗及病理诊断对于降低结直肠癌的发生具有重要意义。

　　总之，提高全民筛查意识，合理筛查，能及时发现病变，并早期治疗，改善患者预后。

📖 饮酒与吸烟会增加结直肠癌发病率吗？

　　饮酒与吸烟可以让很多人暂时忘却工作及生活带来的不顺心，可是借助烟酒消愁，身体会更愁。吸烟、饮酒不仅会增加患心、脑、血管、生殖系统等疾病的风险，更可怕的是它们竟然还与肿瘤的发生密切相关。《中国结直肠癌预防共识意见》中提到长期吸烟及长期大量饮酒正是结直肠癌发病的高危因素。

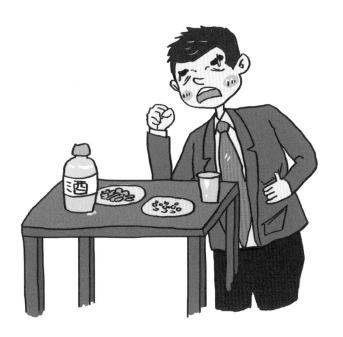

饮酒与结直肠癌

中国制酒历史源远流长，"酒文化"深入人心，某些"养生酒"被认为可以强身健体，降低心血管疾病甚至肿瘤的发病率，但是《新英格兰医学杂志》最新研究结果表明，在饮酒人群中无论饮酒品种、饮酒量多少，其结直肠癌发病率均高于普通人群。目前比较公认的是长期大量饮酒会导致结直肠癌风险明显增加，每天饮酒（酒精摄入量 ≥ 30 g）的人群，结直肠癌发病率为不饮酒者的 1.35 倍；每天酒精摄入量 > 70 g 的人群结直肠癌发病率将增加 1 倍；但少量及中量饮酒是否会增加结直肠癌的发病率仍存争议。临床上我们将酒精摄入量 < 30 g 称为少量至中量饮酒，而 ≥ 30 g 则归为大量饮酒。酒精摄入量的计算公式为：酒精摄入量（g）= 饮酒量（mL）× 酒精含量（%）× 0.8。对于那些已经患有结直肠癌的患

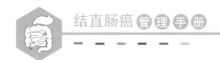

者，戒酒可以降低癌细胞肝转移的概率。因此，我们建议拒绝酗酒，尽量戒酒。

吸烟与结直肠癌

吸烟也是结直肠癌发病的重要危险因素，且吸烟年限和总量与结直肠癌之间存在一定的剂量－效应关系，即吸烟量越大患结直肠癌的风险越高。相比于不吸烟者，吸烟者的结直肠癌发病率增加约一成。吸烟量每日增加10支，可使结直肠癌风险升高7.8%；吸烟量每增加10年包（年包＝平均每日吸烟包数 × 吸烟年数），可使结直肠癌风险升高4.4%。此外，在吸烟史超过10年的人群中结直肠癌风险随吸烟史的延长而有升高的趋势，在吸烟史超过30年的人群中差异更加明显。需要注意的是，吸烟不仅会影响吸烟者自身的健康，还会对身边的亲人造成伤害，有研究表明中国人群二手烟暴露者的结直肠癌患病风险是非暴露者的1.39倍。因此，吸烟无论是对吸烟者自身还是亲友，皆是百害无一利，吸烟者戒烟更是刻不容缓。

如何戒烟、戒酒

随着健康教育知识的普及，人们已经逐渐意识到烟酒的危害，大部分人群通过自我控制即可实现戒烟、戒酒。但对于一部分已经对烟酒产生依赖的人群，仅靠自己很难达到戒烟、戒酒的目的，这时候就需要寻求医生的帮助。对于烟酒依赖且有戒烟、戒酒意图的人群，首先需要充分了解烟草与酒精危害的相关知识，培养患者对控烟、限酒的正确态度，有助于帮助患者更好地接受医务人员的劝阻。对于患有酒精依赖综合征或对烟草依赖程度较高的患者需要医疗干预，在治疗方面分两个阶段，第一阶段即用药物脱瘾，并控制戒断症状，目前推荐的戒酒药物有苯二氮䓬类药物、戒酒硫，戒烟药物为尼古丁贴片、盐酸安非他酮缓释片、酒石酸伐尼克兰；第二阶段即以心理、社会干预为主，需要身边的亲友一起配合努力，同时可以参加戒烟、戒酒互助会，通过交流分享自身经历，增加戒烟、戒酒的信心，预防戒断后复饮或复吸。接受系统的戒烟、戒酒治疗可大大提高成功率，请勿听信偏方，自行用药或应用相关非医疗产品，如电子烟等。目前国家对于有戒烟意愿的吸烟者开通了戒烟热线，如通过拨打中国戒烟专线（4008885531）或当地的12320进行戒烟咨询，也可前往戒烟门诊咨询专业医生。

酒与香烟都是结直肠癌的催化剂，戒烟、戒酒，保持良好生活习惯，才能远离癌症。

哪种饮食容易得癌？通过饮食可以预防肠癌吗？

民以食为天，通过合理饮食保持健康在日常生活和专业医学中具有共通性。传统医学一向主张"药疗不如食疗""病从口入"，现代医学研究也证明结直肠癌的发生不仅取决于个人的遗传因素，还和饮食习惯有密切的关系。随着医学知识的普及，大家都知道应该采用低盐、低脂的饮食来保持健康。但是只做到低盐、低脂就够了吗？食有苦、辣、酸、甜、咸五味，只有咸味对身体不好吗？

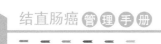

■ 苦辣酸甜咸，哪种饮食容易得癌

人们的饮食习惯不同，嗜好有别，苦、辣、酸、甜、咸五味各有所好。一般来说，偏好其中哪一味都是正常的，但若过量食用就有些不当了。随着我国居民饮食习惯的改变，"无辣不欢""嗜甜如命""重口味"等情况越来越常见，辣、甜、咸这 3 种口味与结直肠癌有关。

辣：吃辣往往被认为会刺激肠胃，但近年有美国科学家报道辣椒有助于预防大肠癌，这让不少"无辣不欢"的朋友找到了理由，纵情吃辣。事实上，辣椒中的辣椒素是起重要作用的活性物质，研究人员比较了喂食辣椒素和不喂食辣椒素的小鼠，前者的癌细胞数目和肿瘤大小确实低于后者，寿命也更长。但是，过量摄入辣椒会导致胃肠炎、胃溃疡、痔疮等其他疾病的发生，且动物实验的结果能否适用于人体也是未知数，所以需要理性看待辣椒，恰到好处，过犹不及。

甜：生活甜美，人人欢喜，但是如果嗜甜如命，不仅会增加糖尿病的发病风险，也会增加罹患结直肠癌的可能。英国科学家研究了运动水平、饮食、吸烟等风险因素对健康的影响。他们对同一地区的 2000 名肠癌患者和 3000 名普通志愿者进行问卷调查。调查包括 170 余种常见食物，如果蔬、肉类、巧克力等。结果发现，高能量食品摄入多的群体结直肠癌患病率增加。所以进食甜食要节制。

咸：盐是重要的矿物质，我国推荐每日食盐摄入量< 6 g。但我国多数地区盐摄入量是推荐量的 2 倍。多项研究已证实，盐摄入过多会导致高血压，加重心力衰竭和肾功能不全患者的症状。而作为咸味食物的代表，

腌制食品会增加结直肠癌的发病风险，因而世界卫生组织（World Health Organization，WHO）提醒腌制食物是结直肠癌发病的重要危险因素。所以一定要控制腌制食品的摄入，多吃新鲜食材。

促炎性饮食竟然会增加结直肠癌风险

促炎性饮食是以精制碳水化合物、红肉、加工肉类、饱和脂肪或反式脂肪为主的饮食方式，而与之相对的抗氧化饮食则是以蔬菜、豆类、水果和坚果为主的饮食方式。我们可以将这种分类看作是食物酸碱性分类的升级版。最新研究表明，以促炎性饮食为主的人群患结直肠癌的风险几乎是普通饮食人群的 2 倍。因此，促炎性饮食是结直肠癌的重要危险因素，将饮食结构调整为抗氧化饮食为主，有助于预防结直肠癌的发生。

预防结直肠癌，推荐地中海饮食

地中海饮食是抗氧化饮食方式的代表，通过食用水果、蔬菜、坚果、全谷物和健康油脂（如橄榄油）等，远离促炎性饮食。地中海饮食起源于地中海区域，是意大利、希腊、西班牙等国家的传统饮食结构。许多大规模的流行病学调查发现，地中海饮食确实有利于健康。基于超过150 万人的分析表明，地中海饮食有助于降低心脏疾病和癌症的死亡风险，以及帕金森病和阿尔茨海默病的发生率。地中海饮食推荐的水果、蔬菜和全谷物类食物中富含维生素、膳食纤维等营养成分，橄榄油和鱼类中含有健康脂肪酸，奶制品中含有丰富的钙元素，这些营养物质通过抑制肿瘤的增生、促进肿瘤的分化和凋亡、抑制肿瘤血管的生成等机制，发挥抗癌的作用。

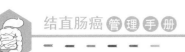

▌地中海饮食的吃法

首先要说明的是，地中海饮食法是没有确定标准的，需要根据自身情况做出调整（表1）。

表1　地中海饮食参照表

主要吃这些食物

蔬菜类	番茄、西蓝花、菜花、甘蓝、洋葱、大蒜、红萝卜、菠菜、黄瓜等
水果类	苹果、香蕉、橘子、梨、莓类水果、葡萄、枣、桃、无花果、瓜类等
豆类	豌豆、扁豆、花生、鹰嘴豆等
根茎类	土豆、红薯、萝卜、山芋等
坚果类	杏仁、瓜子、南瓜子、核桃、夏威夷果、腰果、榛子等
全谷类	全燕麦、糙米、黑麦、大麦、玉米、荞麦、全麦、全麦面包和面食
海鲜类	三文鱼、沙丁鱼、鳟鱼、金枪鱼、鲭鱼、虾、牡蛎、蛤、蟹、贻贝等
健康脂肪类	特级初榨橄榄油、橄榄、牛油果和牛油果油

适量吃的食物

家禽类	鸡、鸭、火鸡等
蛋类	鸡蛋、鹌鹑蛋和鸭蛋
乳制品	奶酪、酸奶、希腊酸奶等
香草和香料	大蒜、罗勒、薄荷、迷迭香、鼠尾草、肉豆蔻、肉桂、胡椒等

偶尔能吃的食物

红肉	猪肉、牛肉、羊肉等

一定要限制的食物

加工肉	香肠、腊肉、热狗等
精炼的谷物	白面、白米
精炼的植物油	大豆油、菜籽油、棉花籽油
反式脂肪	人造黄油或者其他加工类食品

目前研究认为饮食对结直肠癌的发生有一定影响，通过指导饮食预防结直肠癌，大有裨益。希望通过本书帮助人们认识到饮食与结直肠癌之间的关系，指导大家养成良好的饮食习惯，预防结直肠癌的发生。

古语有云，过犹不及，五味平衡，最是健康；

麻辣诱惑，精彩刺激，胃肠炎症，追悔莫及；

甜蜜陷阱，停不下嘴，高脂高糖，风险增高；

咸鲜可口，激活味蕾，血压预警，少吃腌物；

促炎饮食，需要控制，地中海好，远离肠癌。

什么是结直肠息肉？

正常的肠黏膜是光滑的，凡从黏膜表面突出到肠腔的息肉状病变，在未确定病理性质前均称为息肉，从字面上理解就是多长出来的一块"赘肉"。根据息肉所在部位可分为结直肠息肉和直肠息肉；根据息肉根部的形态分为丘状息肉、无蒂息肉、亚蒂息肉和带蒂息肉（临床上分别对应山田分型的Ⅰ～Ⅳ型）；根据息肉个数可分为单发息肉和多发息肉。内镜检查如果发现1个以上的息肉将被诊断为"多发息肉"；如果发现肠内布满大小不一的息肉，通常多于100个则怀疑为家族性腺瘤性息肉病，该疾病是一类较少见的结直肠疾病，发病率不及1/10 000，多源于基因突变、基因抑制和家族遗传。

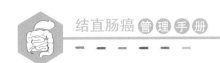

—— 息肉的分型 ——

山田分型，以胃息肉为例，山田将胃内隆起性病变按其形态的不同，不论其性质将其分为以下四型。

| Ⅰ型：呈丘状，隆起的起势部较平滑而无明确的境界 |
| Ⅱ型：呈半球状，隆起的起势部有明确的境界 |
| Ⅲ型：有亚，隆起的起势部略小，形成亚蒂 |
| Ⅳ型：有蒂，隆起的起势部有明显的蒂部 |

大多数结直肠癌由息肉恶变而来

结直肠息肉形态通常为隆起的质软"肉球"，表面较光滑，此类形态常提示为良性病变；而有些息肉样隆起质地较硬较脆、形似菜花，表面凹凸不平，甚至带有破溃和血迹，这种形态常提示为恶性病变。结直肠息肉根据病理组织学分为肿瘤性息肉和非肿瘤性息肉。肿瘤性息肉通常为腺瘤，分为管状腺瘤、绒毛状腺瘤及管状绒毛状腺瘤，是癌前病变的一种。非肿瘤性息肉主要包括炎性息肉和增生性息肉，一般不会恶变。结直肠息肉大小不一，直径 0.5 cm 以内为微型，0.5 ～ 2.0 cm 为小型，2.0 ～ 3.0 cm 为大型，3.0 cm 以上为特大型，同为腺瘤的情况下，越大的息肉（> 2 cm）恶变风险越高。较大的结直肠息肉向肠腔内突出生长，并能在肠腔内上下移动，有时可引起肠套叠甚至肠梗阻，位于直肠且具有长蒂的息肉甚至可能跟随大便脱出肛门外。

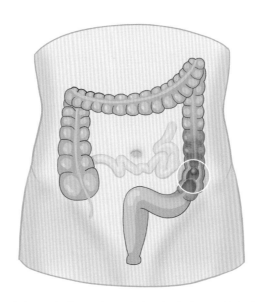

结直肠息肉形成及高危因素：炎性息肉与肠道慢性炎症有关；幼年性息肉病多为错构瘤，可能与胚胎发育异常有关；腺瘤性息肉与吸烟有密切关系；家族性腺瘤性息肉病与家族遗传有关；结直肠息肉的发病率与年龄增长（＞40岁）、不良生活习惯（长期坐位）、低纤维饮食等因素相关。

结直肠息肉与结直肠癌的关系：结直肠癌是发生在结肠与直肠黏膜上皮的恶性肿瘤，其发生与年龄、遗传因素、饮食因素、炎症刺激及异物或粪便刺激等有关。其中，结直肠腺瘤被认为是结直肠癌的癌前病变，与结直肠癌关系密切，占结肠镜发现息肉的70%～80%，有机会发展成恶性肿瘤（2%～35%）。根据病理学绒毛成分增生程度，腺瘤性息肉演变为大肠癌的过程，可总结为正常大肠黏膜→管状腺瘤→管状绒毛状腺瘤（混合性）→绒毛状腺瘤→大肠癌。因此，息肉绒毛成分的增生程度越重，癌变率也依次递增。

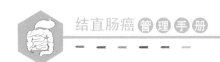
随着科技的进步，结直肠早癌的概念引起了越来越多的关注，通俗来讲早癌是介于腺瘤与晚期恶性癌之间的一种状态，其定义目前尚有争论，结直肠腺瘤细胞在环境因素、遗传因素等的刺激下可发生细胞异性变化，导致细胞出现异型性，可转变为低－高级别上皮内癌变，甚至出现原位癌细胞，其病变侵及黏膜深度较浅，淋巴结转移率很低，这些结直肠息肉的病理变化都被视为早癌。但研究显示，及时发现早癌并进行内镜下切除，切实阻止了结直肠早癌的进一步恶性变化，可使患者治疗预后大大改善，患者 5 年生存率高于 95%。

结直肠息肉及结直肠早癌内镜下切除是预防结直肠癌最有效的手段。但是不同病理类型、病变侵犯深度，以及患者年龄、身体状况、自身意愿等诸多因素会影响治疗时机、治疗方式、内镜切除术式、术后用药、术后随访等一系列临床决策的制订，治疗方案因人而异。随着医学科学的进步，诊治方式及疾病新旧概念快速交替，临床决策不是一成不变的。因此，筛查发现结直肠息肉甚至结直肠早癌的患者需尽快就医，遵从医嘱进行有序、有效的临床治疗，而不是急病乱投医，抑或是不管不顾而延误病情。

小贴士

结直肠息肉有良性、恶性之分，腺瘤性结直肠息肉被认为是癌前病变，需要引起关注并定期随诊。结直肠早癌并不可怕，及时内镜下切除并随访干预可使患者 5 年生存率高于 95%。

什么是肠易激综合征?

功能性肠病（functional bowel disorder，FBD）是有肠道感觉、分泌、运动功能失调等临床表现，但无组织结构和（或）血液生化异常的一组肠道疾病，简而言之，患者可能出现包括腹胀、腹气、腹鸣、腹痛、便秘等不适症状，但结肠镜及血液检查结果未发现器质性异常的一种功能性疾病。研究显示，焦虑、抑郁及惊恐等精神状态与功能性胃肠病的发生具有直接相关性，精神因素及不规律饮食均有可能诱发胃肠功能紊乱。

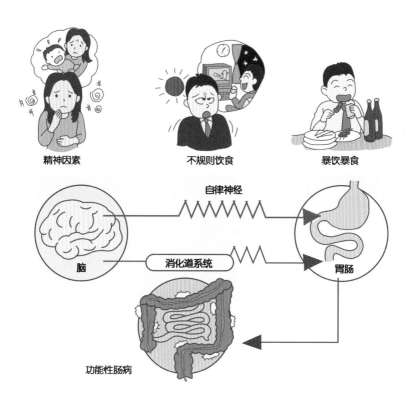

精神因素　　　　不规则饮食　　　　暴饮暴食

自律神经

脑　　消化道系统　　胃肠

功能性肠病

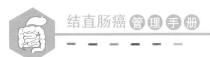

功能性肠病的类型

功能性肠病是一大类疾病，主要类型包括功能性便秘、功能性腹泻、肠易激综合征、功能性腹胀、非特异性功能性肠病。功能性便秘，患者无腹痛，不是肠易激综合征便秘型，必须符合至少以下两点：①至少25%的排便感觉费力；②至少25%的排便为块状便或硬便；③至少25%的排便有不净感；④至少25%的排便有肛门、直肠梗阻感/阻塞感；⑤至少25%排便需以手法帮助。功能性腹泻，患者至少75%的排便为不伴腹痛的松软（糊状）或水样便。功能性腹胀，患者反复出现腹胀感或可见腹部膨胀，大部分患者无法明确胀气部位，可用肉眼观察或腹部体检感触到。非特异性功能性肠病，患者有肠道症状，不是由器质性疾病所致，且不符合上述诸病的诊断标准。

肠易激综合征是较常见的功能性肠病

肠易激综合征是FBD中较常见的一种功能性肠病，以腹痛或腹部不适为主要症状。根据临床表现可分为4个亚型，即以腹泻为主型、以便秘为主型、混合型及不确定型。该病患者以20～40岁中青年居多，女性多见，具有反复发作的倾向，常迁延难愈。诊断标准为：在最近的3个月内，每个月至少有3天出现反复发作的腹痛或不适症状，并具有下列中的2项或2项以上：①排便后症状改善；②伴随排便频率的改变；③伴随粪便性状的改变。诊断前的6个月内出现症状，并在最近的3个月持续存在。

西医认为，FBD为一组脑肠互动异常的疾病，包括动力紊乱、内脏高敏感、黏膜和免疫功能改变、肠道菌群改变、中枢神经系统功能异常等多途径的病理、生理过程。中医认为，脾胃系统的先天不足是产生功能性胃肠病的基础，由于每个人的禀赋天生就存在差异，会在各种损伤因素的影响下，产生变化莫测的复杂功能性胃肠病，特别是长期反复的损伤后，会导致营养、免疫、代谢等方面的继发性损伤。

欧美一些研究发现，FBD与一些肠道器质性疾病具有密切关系，甚至认为FBD可能是一些器质性疾病的前驱症状。结直肠癌早期无症状，或症状不明显，早期症状也为腹胀、腹泻等非特异性症状，以及大便习惯改善、形状改变、便血等，患者未予重视。随着癌肿发展，症状逐渐出现，表现为大便习惯改变、腹痛、便血、腹部包块、肠梗阻等，伴或不伴贫血、发热和消瘦等全身症状。有研究显示，FBD患者结直肠癌发生率可能较普通人群高，特别是功能性便秘患者明显增高。FBD总体不增加人群的死亡风险，但其中功能性便秘可能增加致死率，但仍需大样本FBD患者数据进一步验证。

对于功能性胃肠病患者，临床上往往建议进一步完善内镜检查，除外肿瘤性疾病。少数患者被告知患有慢性胃炎，更多引起恐慌的是诊断为慢性萎缩性胃炎，患者往往从网络资料中获得慢性萎缩性胃炎是癌前疾病的信息，便担心害怕起来。胃部症状与慢性胃炎的内镜检查结果关联性很差，甚至没有关联性，通常完善活检病理，若伴有不完全性肠化生甚至不典型增生，才需要积极治疗和随访，大多数患者遇到的只是功能性胃肠病中的消化不良，消除症状是主要治疗目标。

一项日本调查研究显示排便次数减少与结直肠癌的发病密切相关，但也有欧美研究显示便秘本身不诱发结直肠癌，但泻剂的使用（特别是蒽醌类或酚酞类）可能增加结直肠腺瘤和结直肠癌的发病率。长期使用泻剂可导致结直肠黑变病，在此基础上结直肠息肉和结直肠癌的发生率也明显增高。结直肠癌患者往往把患癌症的原因归咎于不良的饮食习惯，认为自己是因为缺乏足够的纤维才会患上癌症，但是从流行病学、实验学及随访研究等各方面的资料来看，纤维对便秘和癌症的预防效果并不显著。尽管如此，众多医药单位却仍然强烈鼓励患者多摄取纤维以增加粪便体积物质、促进蠕动，但在已有病变、长期便秘的结肠内，大量纤维或食物残渣可能使便秘的症状恶化。

小贴士

建议 43 岁以上的功能性肠病患者，在功能性肠病诊断确立后 2 ~ 5 年内定期进行结肠镜复查，以尽早发现肠道器质性改变。

痔疮会转变成"癌"吗？

痔疮是肛门部的常见疾病，被称为"肛门软垫"，由黏膜下血管、结缔组织、细小的平滑肌组织组成。痔疮并不是后天长出来的，而是与生俱来的身体组织，可发生在任何年龄阶段，因此与结直肠癌有着本质的区别。同时，痔疮也永远不会癌变。但是痔疮与结直肠癌，尤其是直肠癌具有一定的联系，其中最重要的是痔疮与直肠癌的鉴别。

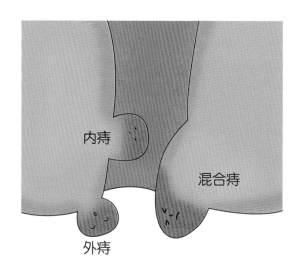

成因的区别

痔疮与结直肠癌有本质的不同。当肛门内部出现异常肿胀或压力改变导致充血血管及肌肉纤维破裂，如静脉回流减少时，就会形成恼人的病态痔疮。因肛门直肠位于人体的下半部，血液回流本来就不容易，长时间累积的压力（如高血压、便秘、怀孕等）可能造成血液回流不足的情况，导致痔疮充血，这种状况也较易发生于久站、久坐人群。而结直肠癌是因为细胞癌变，突破机体本来的生长速度，导致新生肿瘤出现。结直肠癌与年龄、饮食因素（如高动物脂肪和动物蛋白、低纤维饮食）、遗传因素、一些癌前病变（如家族性息肉病、绒毛状腺瘤、结肠血吸虫病、溃疡性结肠炎、结肠腺瘤、管状腺瘤）都有关系。

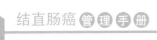

症状的不同

直肠癌和痔疮的发病部位都在直肠，而且这两种疾病有一个共同特点：便血。然而，痔疮便血多半是"擦屁屁"的时候发现的，由于是痔疮破裂出血，因而便血的颜色大多是鲜红色的，表现为大便表面带血、便时滴血或喷血、便后手纸带血。痔疮常伴有肛裂，临床上会表现为肛门刺痛。直肠癌便血主要由肿瘤表面破溃出血或渗血造成，粪便中的血是陈旧性的，所以多数为暗红或果酱色，表现为大便混有血迹（有时仅表面带血），并含有黏液，呈黏液状血便。结直肠癌多无疼痛表现，其他常见表现包括大便习惯、性状改变、体重减轻等。

诊断的方式

由于痔疮和直肠癌有本质区别，症状具有一定的相似性，并且外痔疮与结直肠癌可同时发生，所以一旦出现便血情况，过分在意和莫不在意都是不可取的，去医院就医，寻求医生建议，进行必要的检查是明智之举。检查方式主要包括大便潜血化验、直肠指检、结肠镜检查等。

治疗的方式

痔疮治疗主要分为保守治疗和手术治疗两种。保守治疗包括局部用药、坐浴、生活习惯改变等。一般一期、二期可不手术。如果仅有便血，痔疮没有脱出，为一期痔；如果便血，并且大便时痔疮脱出，但便后痔块能自行缩回，为二期痔；如果便血及便时痔块脱出，便后痔块不能自行缩回，需要用手推回，为三期痔；便血及便时痔块脱出，便后痔块很难用手推回，或推回后在走路、咳嗽等情况下又会自行脱出，这种情况下只能进行痔疮手术治疗，为四期痔。

小贴士

痔疮与癌症有本质的区别，是不会癌变的。但是痔疮形成会严重影响生活质量，保持良好的生活习惯和进行定期检查是防治的明智之举。

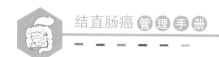

定期体检，医学预警

我是不是结直肠癌的高危人群呢？

今年才过了 40 岁生日的李哥，正是事业上最好的时候，却突然觉得自己年龄大了，知道惜命了。是啊！总说有商人贩卖焦虑：阶层焦虑、收入焦虑、孩子教育焦虑……哪知道连身边人也在宣传焦虑——健康焦虑。一年前还爬泰山的老岳丈前不久大便带血，以为是痔疮老毛病犯了，到了医院一查，竟查出是结直肠癌！手术做完还要化疗，一家人那段时间轮流守在医院，觉也睡不踏实。同学聚会，当年睡下铺的王小胖，上学时一顿饭吃 4 个馒头，聚会时只吃了两口青菜。一问才知道，被老婆逼着做了个带胃肠镜的体检套餐，谁知直肠看到一个大息肉，多亏结肠镜能直接切除，医生说晚查几年，免不了"一刀"不说，肛门都保不住，还要挂个"粪兜"。回家看电视，相关报道，国家最新的癌症统计说，中国人患结直肠癌正在逐渐和"国际接轨"，发病率、死亡率都是前五位，高危人群要积极筛查。原来结直肠癌这么可怕，离我们却又那么近！李哥犯了嘀咕，隔三岔五就担心自己也"中招"。如昨天吃了红油火锅，拉了 2 次肚子，就内心惴惴。他害怕的同时又感到很迷惑：自己到底是不是电视上说的"高危人群"呢？到底该不该或者什么时候去检查呢？

其实不仅是这位李哥，很多人都不十分清楚自己是不是结直肠癌的高危人群。

恶性肿瘤的高危因素

根据国家癌症中心最新发布的全国癌症统计数据和流行病学报告，我国癌症常见的 23 个高危因素包括：①行为因素（4 种），分别为吸烟、二手烟、饮酒及缺乏锻炼。②饮食因素（7 种），分别为蔬菜、水果、膳食纤维和钙摄入不足、红肉、加工肉类和腌菜摄入过多。③代谢因素（2 种），分别为体重超标及糖尿病。④环境因素 2 种，分别为 PM 2.5 污染及紫外线辐射。⑤感染因素（8 种），1 种细菌即幽门螺杆菌，1 种寄生虫即华支睾吸虫（肝吸虫），6 种病毒包括乙肝病毒、丙肝病毒、人乳头状瘤病毒、EB 病毒、人类免疫缺陷病毒和人类疱疹病毒 8 型。上述致癌因素的长期暴露可能导致不同的恶性肿瘤发生，本书偏重于讲解结直肠癌相关的科普知识，下文专门提及有关结直肠癌的独立危险因素，在这里就不将肿瘤总体的危险因素一一展开讲述了，感兴趣的读者可以查阅相关的知识点。

结直肠癌的高危人群

国家癌症中心的报告也为我们做出了总结：① 40 岁以上有 2 周肛肠症状的人群，2 周肛肠症状指有以下任意症状持续 2 周以上：大便习惯改变（如便秘、腹泻等）；大便性状改变（如变细）；大便性质改变（如便血、黏液等）或腹部固定部位疼痛。②直系亲属有结直肠癌家族史。③大肠腺瘤治疗后的人群。④长期患有溃疡性结肠炎的患者。⑤结直肠癌手术后的人群。⑥有家族性腺瘤性息肉病（familial adenomatous

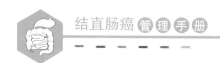

polyposis，FAP）和遗传性非息肉病性结直肠癌 [hereditary nonpolyposis colorectal cancer，HNPCC，现已更名为林奇综合征（Lynch sydrome，LS）] 家族史的 20 岁以上的直系亲属。⑦ 45 岁以上的无症状人群。

为何得出以上结论呢？第一，中老年人，随着年龄增长，本身较青年人更易发生各类疾病，尤其是恶性肿瘤。对于无症状人群，推荐 45 岁以上人群，常规进行胃镜及结肠镜检查，相当于对消化道肿瘤进行早期筛查。而有慢性肠道症状者，为鉴别症状是否为肿瘤引起，更应积极完善检查，避免延误治疗。第二，在几乎所有的恶性肿瘤中，遗传因素都起到了至关重要的作用，决定了一个人是否为肿瘤易患者。在结直肠癌中，有一类叫作"遗传性结直肠癌"，可以占到所有结直肠癌的 10% 左右，其中 2 种类型相对多见：家族性腺瘤性息肉病为常染色体显性遗传病，遗传率高达 50%，成百上千枚腺瘤性息肉会长满患者的整个大肠，其癌变率几乎为 100%，许多患者不得不手术切除全结肠；林奇综合征患结直肠癌的风险高达 80%，并且胃癌、胰腺癌及子宫内膜癌亦高发。即使是散发性结直肠癌，如果一级亲属（父母、兄弟姐妹和子女）患有该病，其患癌风险也明显高于没有家族史的人群。第三，结肠镜发现或治疗过大肠息肉的患者，由于腺瘤性息肉本身即为结直肠癌的最重要癌前病变，所以定期复查并及时内镜下切除肠息肉是十分必要的。第四，炎症性肠病，包括溃疡性结肠炎及克罗恩病，由于肠道黏膜受到了炎症长期反复的刺激，该类患者患结直肠癌的风险也会显著升高。

除上述明确的病史外，吸烟、饮酒、高脂肪、低纤维素等饮食方式，久坐少动、不按时排便等生活方式，以及长期心情抑郁等心理因素，也增加了大肠肿瘤的发病机会。另外，一些研究发现，罹患慢性胆囊炎、慢性阑尾炎、血吸虫感染及有腹盆腔放疗病史的人群，较普通人结直肠癌发病风险亦有明显增加。

结直肠肿瘤危险因素量表与亚太结直肠癌筛查评分系统

结直肠肿瘤危险因素量表为原卫生部癌症早诊早治项目技术方案（2011年版）中的高危问卷评估量表，满足以下条件中2项及以上者为阳性：直系亲属有结直肠癌史，本人有癌症史（任何恶性肿瘤病史），本人有肠道息肉史；或同时具有慢性便秘、黏液血便、不良生活事件史、慢性阑尾炎或阑尾切除史、慢性胆道疾病史或胆囊切除史。

亚太结直肠癌筛查评分系统（asia pacific colorectal cancer screening score system，APCS）见表2。以 APCS 为对象进行评分，共划分为3个危险分层：低危组（0～1分）、中危组（2～3分）、高危组（4～7分）。

表2 亚太结直肠癌筛查评分系统

危险因素	标准	分值
年龄	＜50岁	0
	50～69岁	2
	≥70岁	3
性别	女性	0
	男性	1
家族史	直系亲属无结直肠癌史	0
	直系亲属有结直肠癌史	2
吸烟	无吸烟史	0
	有吸烟史	1

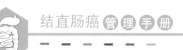

体检时肛门指诊有必要做吗?

肛门指诊,也称为直肠指检,简称为肛诊,是医生用一根手指伸进患者肛门进行触摸的检查,是一种简单、快捷、有效的临床检查方法,也被戏称为"一指神功"。体检一般包含肛门指诊,但很多人会放弃,觉得不好意思、害羞、尴尬,甚至有些人还认为没什么用、白受罪。可是,您是否知道这项简单的检查是肛肠疾病最基本的筛查手段,也许就能挽救您的生命。

肛门指诊的重要性

尽管现在有了内镜(结肠镜、肛门镜等)、腹部 CT 等检查设备,但肛门指诊仍然是肛肠疾病最基本、最快捷的筛查手段。大部分直肠癌的发病位置比较低,肛门指诊至少可以触摸到距离肛周 7 ～ 8 cm 深的部位,据统计,约 80% 的直肠癌是通过肛门指诊被发现的。肛门指诊不仅可以发现肛门、直肠问题(如痔疮、息肉、肿瘤等)。对男性而言,还可触到前列腺,帮助发现前列腺肥大或前列腺癌;对女性而言,还能协助女性妇科疾病的检查。

什么情况需要做肛门指诊

无明显诱因出现大便次数增多,时而便秘,时而腹泻,有排便不净感,出现大便变细或变形,排便困难,大便变稀;或者大便中可以看到血和黏液;或者出现肛门疼痛、流脓、流液,肛门处有肿块、便血、肛门坠胀等;或者长期腹胀、腹痛、腹泻、便秘,不明原因出现体重下降、贫血;或者近期尿频、夜尿增多、排尿困难、尿流无力等需要做肛门指诊。

即使没有上述症状，肛门指诊在常规体检中也应该完成检查，因为直肠癌在早期可以没有任何症状！

肛门指诊的过程

对被检查者而言，最害羞的检查过程在一瞬间就完成了。检查前提前排空大便，避免医生检查时误将粪块当作肿物。检查过程中按照医生的要求摆好姿势，常见的姿势为侧卧位，一般是左侧朝下，弯曲双膝，双手置于胸前，类似于胎儿的姿势；有时采取膝胸位姿势，跪在检查台上，抬起臀部。实施检查时，医生会戴上手套，将涂有润滑剂的右手示指轻轻插入肛门，进行触诊检查。此时一定要尽量全身放松，在医生手指触到肛门口时，做排大便动作，这样可以使肛门括约肌松弛，让手指很容易插入肛门。待医生手指插入后，深呼吸、闭上眼睛不要乱想可以减少检查带来的不适感，检查会很快结束。有时检查者手指较粗或者患者肛门括约肌较紧，会有轻微不适，但检查结束后不适感很快就会消失。

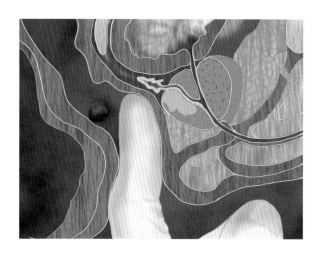

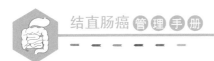

肛门指诊过程中医生可能有哪些异常发现

如果肛门指诊前后正中处有触痛，常提示可能有肛裂，医生可能进一步观察肛门是否有肛管裂口；如果在肛门缘外发现溃破口，并且皮肤下面有摸到条索的感觉，肛门内口可摸到小硬结，常为肛瘘；如果摸到肿块，质地较硬，表面高低不平或呈菜花样，指套染有暗红色血液、脓液等，提示有可能为直肠癌；如果摸到质软且可推移的肿块，可能是直肠息肉；内痔是柔软的静脉团，不易触及，但如有血栓形成，可摸到光滑的硬结。

自己可以给自己做肛门指诊吗

在医院由医生做肛门指诊的诊断最为可靠，但自己也可以给自己进行初步的肛门指诊检查。自行肛门指诊检查需要取蹲位，因为进行肛门自检时，示指不可能完全进入肛门，大约只能检查到距肛门 5 cm 的距离，但下蹲后，直肠整体向下垂，能够触及相对较远的距离。用右手或左手检查均可，须戴橡胶手套或指套，并在检查手的示指上涂抹一些润滑剂（液状石蜡、食用油等均可），然后将示指缓慢、尽量深地插入肛门中，感觉有无疼痛，触摸有无硬结、肿块等，示指抽出后查看指套上是否染有血迹等。如果自查有异常情况，一定要尽早前往医院，请专科医生检查以明确诊断。

结直肠癌晚期患者的生存时间短、生活质量差，但如果能早期发现，多数患者经内镜下或手术治疗即能痊愈，对寿命和生活质量没有太多影响。肛门指诊非常简单，基本没有痛苦，且对于诊断直肠癌非常敏感，是发现直肠癌的利器。很多直肠癌患者没有症状，或者出现便血、便不净感等症状时误认为是痔疮，没有引起重视，往往在体检中直接跳过了肛门指诊，错过了发现疾病的机会。另外，应该注意的是，虽然我国低位直肠癌的比例大，大部分都能在肛门指诊时触到，但位置高的直肠癌及结直肠癌是肛门指诊触及不到的，这时就需要进行结肠镜检查了。

小贴士

肛门指诊是简单、快捷、有效的直肠癌初步筛查和自检方法。

📖 大便潜血检查很麻烦，体检时有必要做吗？

在体检过程中，医生常会要求留取大便，做大便潜血检查。很多人会觉得麻烦，不卫生，没什么用而放弃这项检查。但是，这是一项简单却非常重要的检查，是很多疾病最基本的筛查手段。很多疾病早期无法用肉眼直接发现，往往会被忽略，有些人认为自己身体没有问题，便放弃了此项检查，有可能延误了疾病干预的最佳时机。

什么是便潜血

当胃肠道有少量出血时，粪便外观的颜色可以没有明显变化。此外，因为红细胞被溶解破坏，所以显微镜也观察不到红细胞。这种肉眼及显微镜均不能证明的出血称为"隐血"。而便潜血就是检查有无隐血的主要手段。

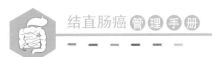

▍便潜血检查十分灵敏

正常人消化道胃肠黏膜上皮更新过程中每天丢失 0.5 ～ 1.5 mL 的血液，这是正常的生理性出血。超出这个量的出血就属于病理性出血，提示消化道可能存在疾病。但是只有当每天出血量超过 50 mL 时，大便才会变成黑色，我们的肉眼才能发现，这样很可能会延误病情，而便潜血检查十分灵敏，消化道出血量在 5 mL 以上时，就可以检测出来。

▍易出现便潜血阳性的疾病

食管疾病：食管癌、肝硬化所致食管静脉曲张破裂、食管贲门黏膜撕裂、严重的反流性食管炎出血、食管异物损伤破溃。

胃十二指肠疾病：胃及十二指肠溃疡、非甾体抗炎药物（如阿司匹林）所致的急性胃黏膜病变、胃癌、血管性异常、糜烂性胃炎。

结直肠疾病：溃疡性结肠炎、结直肠恶性肿瘤（如癌、淋巴瘤）、肠结核、结肠溃疡、缺血性肠病、痔。

肝、胆、胰腺疾病（当肝、胆、胰腺疾病导致出血时血液可以沿着胰胆管流入十二指肠，引起便潜血阳性）：肝硬化、肝癌及肝脓肿、胆系结石及胆囊癌、胰腺肿瘤。

血液系统疾病：白血病、弥散性血管内凝血、特发性血小板减少性紫癜等。

其他：鼻出血、牙龈出血、痔、结缔组织病、主动脉瘤／肿瘤破入食管、尿毒症、抗凝剂过量等。

便潜血的假阳性

目前临床上便潜血有以下两种检测方法。

1. 化学法检测

利用血红蛋白中的亚铁血红素过氧化物酶活性，氧化还原物质而显色，显色深浅与血红蛋白含量呈正相关。如果采用这种方法检测大便潜血会出现假阳性，进食动物性食品、生食大量蔬菜、服用维生素 C 等均可以使结果呈现假阳性。因此，建议大家最好在检查前避免进食此类食品或药品。同时，化学法检测的敏感度也较低，出血量＞ 90 μg/mL 才能检出。

2. 免疫法检测

免疫法是单克隆抗体标记和抗原抗体特异性结合的技术，如胶体金法、酶联免疫吸附法、免疫斑点法、乳胶凝集法等。与化学法相比，免疫法不受食物和药物干扰，灵敏度与特异性均优于化学法，不易出现假阳性。

便潜血检测的意义

1. 检测各种原因所致的消化道出血

便潜血是检测各种原因所致消化道出血最为敏感的无创指标。简单、快捷、有效、无痛苦。

2. 消化系统疾病早期诊断的重要指标

大多数早期消化系统疾病，特别是恶性肿瘤患者往往无明显临床症状，容易被患者忽视，导致病情被延误。但是生长迅速的肿瘤组织常出现坏死、出血，血液进入患者的大便中被排出，通过大便潜血试验可准确发

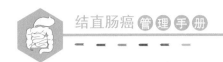

现大便中的血液成分。目前便潜血已经成为我国结直肠癌的筛查指标。根据标准人口测算，我国结直肠癌发病率增长趋势居所有消化系统恶性肿瘤之首。研究数据显示，结直肠从正常黏膜转变为晚期恶性肿瘤，中间会经历异型增生、早癌等多个病理过程，历时达 15 ~ 20 年，如能在这段时间内进行筛查，及早发现癌变，就能大大降低本病的发病率和死亡率。《中华结直肠疾病电子杂志》中提到："在使用大便隐血试验进行结直肠癌筛查的成人中，结直肠癌相关死亡率降低 32%，并且效果持续至此后30 年。"

应该接受便潜血检查的人群

建议 40 岁以上人群每年进行便潜血检测。如果存在以下情况，每年更须增加便潜血检测频率：出现不明原因大便习惯及大便性状改变；有消化道肿瘤家族史；为慢性结直肠炎患者；有结直肠息肉病史；有慢性萎缩性胃炎、胃溃疡病史及幽门螺杆菌感染者；有长期烟、酒嗜好，经常食用腌制食物者，或长期接触毒物者。

我国消化道恶性肿瘤发病率正持续升高，但大多发现时已至晚期，所以充分重视健康检查，特别是便潜血检查，有助于消化道肿瘤的早期发现、早期诊断、早期治疗，可以有效提高患者的生存率和生活质量。

如何读懂自己的化验单？

在消化科就诊时，医生一般会开一些化验检查单，而化验检查单上有各种箭头及标记，常常让人感到"一头雾水"，在找医生复诊之前，如果能先对这些"异常"结果有简单了解，会对后续的就诊有很大帮助，也能对自己的身体情况做到"心中有数"。

▌消化科常见的化验结果

消化道器官主要包括食管、胃、小肠、大肠及肝脏、胆道系统、胰腺等，常见的疾病包括感染、出血、梗阻等，因此常用的化验检查也多与上述器官的功能及损伤有关，主要包括血常规、便常规、肝功能、胰腺功能等。

▌化验结果正常的判断方法

拿到一张化验单，首先我们需要判断一下结果是正常还是异常：大多数的医院化验单上都有每个检查结果的正常值范围，如果数值在正常范围以内，大多数情况下应该没什么问题，如果不在正常范围内，通常会以"↑""↓"或"（+）"的符号来标记异常结果，提示患者重视异常结果，继续复诊。

▌化验结果的解读

1. 血常规

一张血常规的化验单上有很多的指标，其中最需要我们关注的就是白细胞、血红蛋白和血小板。其中白细胞升高提示可能存在细菌感染，这时应该回忆一下近期身体是否有发热、咳嗽、咳痰、鼻塞、流涕、腹泻、呕吐、尿频、尿急、尿痛等症状，以便于医生判断是否存在感染及感染部位；反之，如果白细胞降低则提示可能存在病毒感染，或者由近期使用的抗生素、化疗药物等所致。当然如果白细胞值过高或过低还应该考虑血液

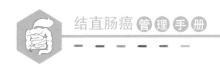

病可能，必要时应该去血液内科就诊。

血红蛋白降低是消化科最常见的血常规异常结果，通常提示存在消化道或者其他系统出血，此时我们应注意近期有无呕吐鲜血或咖啡色物、排黑色或鲜红色大便、鼻腔或口腔出血等情况，是否伴有头晕、乏力等其他不适，并及时告知医生。当然，还有部分患者血红蛋白下降是由血液系统疾病所致，特别是同时还伴有白细胞及血小板异常者更应该警惕血液病可能。血红蛋白升高相对比较少见，轻度升高通常为血液浓缩所致，大多为正常情况，如果血红蛋白明显升高应考虑血液系统疾病（如急性红白血病或真性红细胞增多症等），需要就诊于血液专科进行进一步诊治。

血小板降低可能与肝脏疾病导致的脾功能亢进或血液科疾病有关，此时应留意有没有鼻腔、牙龈及皮肤反复出血等表现。

由此可见，一张血常规化验单可以给我们的信息非常多，在常规体检时也应该通过定期检查血常规来了解身体的基本状况。

2. 便常规

正常的便常规结果应该没有红细胞、白细胞，且潜血阴性，如果便常规中存在白细胞，同时还有腹泻、腹痛等症状，则应该考虑有合并肠道感染可能，此时医生可能还会继续行便培养等检查以明确感染的病原菌，便于选择合适的抗生素进行抗感染治疗；如果便常规中存在红细胞，则首先应该考虑肠腔或者肛周出血可能，应立即就诊，然后进一步完善检查；便潜血阳性则提示消化道某个部位存在出血。

3. 肝功能

肝功能指标包括两部分内容，即转氨酶指标（谷丙转氨酶、谷草转氨酶、转肽酶）和胆红素指标（总胆红素、直接胆红素及间接胆红素）。转氨酶指标的异常，往往提示肝细胞受到损伤，可能原因包括病毒性肝炎、自身免疫性肝炎、酒精性肝病、脂肪肝及药物性肝损害等。此时，医生通常会安排做进一步的检查来确定病因。同时，还应及时向医生提供近期的用药史（包括西药、中药及保健品等）及饮酒等情况，便于医生找到肝功能损伤的原因。胆红素指标异常，一般提示存在肝脏、胆囊或胆管系统的异常，包括结石、肿瘤、炎症等造成的胆道梗阻或肝脏损伤等。此时，我们可以自检一下有无皮肤或眼睛发黄，有无皮肤瘙痒，有无大小便颜色的改变，当然具体病因还需要结合其他影像学检查结果才能明确。"黄疸"是较严重的肝功能异常，一旦发现应该及时就诊明确病因，早期诊治，以免延误病情。

4. 胰腺功能指标

胰腺功能指标包括血、尿淀粉酶及血脂肪酶等，淀粉酶及脂肪酶升高通常提示胰腺的急性或慢性炎症，常伴有中上腹疼痛不适，但其升高的程度并不直接与胰腺炎症的严重程度相关，需要医生根据具体情况具体分析。

5. 其他化验结果

其他化验包括肿瘤标志物等，本书会有相应的章节做具体介绍。

■ 化验单有异常结果该怎么办

以上只是简单地为大家进行消化科常见化验结果的解读，以便大家看到化验结果后基本了解自身情况，但最终结果的判读还应该由专科医生

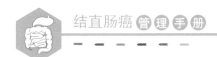

完成。所以，大家拿到化验结果后应该及时找医生复诊，尤其是存在异常结果的化验单应该予以充分重视，寻求医生的帮助。

小贴士

一定要重视便潜血的检查，如果有异常及时就诊。

发现肿瘤标志物升高该怎么办？

什么是肿瘤标志物

肿瘤标志物大家并不陌生，它被当作肿瘤存在和生长的"信号兵"，指特征性存在于恶性肿瘤细胞，或由恶性肿瘤细胞异常产生的物质，或是人体因肿瘤刺激而产生的物质，能反映肿瘤发生、发展情况，监测肿瘤对治疗反应的一类物质。肿瘤标志物存在于肿瘤患者的组织、体液和排泄物中，通过免疫学、生物学或化学的方法进行检测，常用于肿瘤的早期发现、诊断与分期，肿瘤患者手术疗效监测，肿瘤复发及预后判断，寻找不知来源的转移肿瘤的原发灶等。

肿瘤标志物升高该怎么办

肿瘤标志物已经成为体检的常规项目。经常有人非常紧张地拿着体检报告，指着自己异常的肿瘤标志物来就诊，问道："医生，我体检发现肿瘤标志物异常，表示我得肿瘤了吗？"这时候，医生经常会问几个问题：哪种肿瘤标志物异常？升高了多少？有什么症状？大便有没有变化？体重有没有减轻？上述问题的回答，决定了下一步的检查策略，有的患者马上完善了相关检查，真的查出了肿瘤；有的患者只观察、复查，肿瘤标志物可能又正常了；有的患者抱着"宁可信其有不可信其无"的态度，把全身上下都查了个遍，也没查出什么问题，但肿瘤标志物指标还是异常。

举个例子，结直肠癌中最常见的肿瘤标志物是癌胚抗原（carcinoembryonic antigen，CEA），是一种广谱的肿瘤标志物，特异性和灵敏性都较差，也见于胃癌、乳腺癌、肺癌等恶性肿瘤，而且结直肠息肉、慢性阻塞性肺疾病、吸烟等也会造成 CEA 升高。这就表示 CEA 作为一个肿瘤标志物，可能会有假阴性和假阳性。

假阴性，有病没查出来，即"错放坏人"。假阳性，错误地诊断了不存在的病，即"冤枉好人"。

不论是假阴性还是假阳性，都不是我们愿意看到的结果，然而现实的残酷是：现阶段没有任何一种标志物能够100%确定肿瘤或者排除肿瘤。在实践中，也有通过联合筛查多种肿瘤标志物，提高诊断准确性的情况，但仍然不能达到满意的效果。

当肿瘤标志物升高伴有报警症状时，是需要积极进行内镜检查的。什么是报警症状？即不明原因的贫血、黑便、消瘦、乏力、腹痛、腹部包块、大便性状改变（腹泻便秘交替出现、大便带脓血、大便变细）等。这时千万不要讳疾忌医、自我欺骗，要立刻到医院就诊。

当轻度的肿瘤标志物升高，如果没有任何症状，既可以积极检查，也可以观察变化，此时不要唉声叹气，太过焦虑，不然可能会因为精神压力过大，产生各种躯体症状。

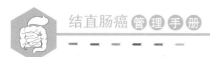

常见的结直肠癌相关肿瘤标志物

1. CEA

CEA 是从胎儿及结直肠癌组织中发现的胚胎抗原性糖蛋白，出生后血中含量甚微。在多种恶性肿瘤发生时，如结直肠癌、直肠癌、胃癌、胰腺癌、肺癌、乳腺癌、肝癌，CEA 血清含量会明显升高。在未转移的原发性大肠癌中，CEA 阳性率为 50% ～ 60%，出现转移后血清含量又明显升高。

2. CA19-9

CA19-9 是消化道恶性肿瘤的相关抗原。在胰腺癌和大肠癌组织中表达较高。CA19-9 在大肠癌的阳性率为 35%。CA19-9 对大肠癌的早期诊断价值不高，但对大肠癌的疗效观察和复发监测具有重要的临床意义。

3. CA242

CA242 是一种唾液酸化的鞘糖脂类抗原，总是和 CA50 一起升高。CA242 是近年来应用于临床的一种较新的肿瘤标志物。它的临床价值与 CA19-9 一样，如果 CA19-9 与 CA242 一起测定可提高 25% ～ 40% 的检出率。临床上常用于胰腺癌和大肠癌的诊断分析。

4. CA50

CA50 是胰腺癌和大肠癌的标志物，因 CA50 广泛存在于胰腺、胆囊、肝、胃、结直肠、膀胱及子宫中，是一种普遍性的肿瘤相关抗原，而不是特指某个器官的肿瘤标志物。所以在多种恶性肿瘤中可检出不同的阳性率。对肝癌、胃癌、大肠癌的诊断也有较高的价值。

5. CA125

目前认为 CA125 是上皮性卵巢癌最敏感的标志物。近年来研究表明，CA125 对胃癌、大肠癌和胰腺癌也有较高的诊断率。CA125 水平升高，检出的肿瘤复发时间比出现临床症状早 1 ~ 14 个月。

6. CA724

糖类抗原 CA724 是胃肠道癌、肺癌、卵巢癌、胰腺癌及非小细胞肺癌等标志物。与其他标志物相比，其最主要的优势是对良性病变的鉴别诊断有极高的特异性。目前有人认为，CA724 与 CEA 同时升高可特异性诊断原发及复发性大肠癌，有助于提高大肠癌的诊断准确率。

相信随着技术的进步，未来也许真的会出现一种可以明确诊断肿瘤甚至癌前病变的标志物，帮助我们"辨忠奸"，真正实现肿瘤的无创化诊断和早期诊断。

小贴士

当肿瘤标志物升高的时候，我们不能掉以轻心，需要加强重视，应结合自身的症状积极进行相关检查。但当仅为轻度升高，相应检查也无特别异常时，不必为此太过焦虑，毕竟大部分正常人也有某种肿瘤标志物的轻度升高，却不一定和肿瘤相关。

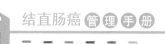

如何发现结直肠息肉？

肠道不像皮肤表面可以看得见、摸得着，而大部分息肉可以没有任何症状。那么，如何才能发现结直肠息肉呢？

结肠镜检查是发现结直肠息肉的利器

结肠镜是医生用来检查大肠（包括结肠和直肠）和末端回肠（最靠近大肠的一小段小肠）内部病变的一种好武器。结肠镜是一个细长可弯曲的仪器，直径约 1 cm，通过肛门进入大肠。电子结肠镜前端带摄像头，肠道的影像可以通过镜身内的光纤传输到显示器上，以便医生实时看到肠道内部的画面，同时还可拍照记录下所经过的肠道内部景象。同时，结肠镜内部还有可以放置操作器械的通道，从而能够在结肠镜下钳取组织做病理检查，甚至进行切除病变等操作。目前结肠镜检查的技术已经非常成熟，绝大多数人可耐受并完成检查。大多数医院都开展了无痛结肠镜检查，在符合麻醉条件的前提下，患者可以无痛苦地完成结肠镜检查。

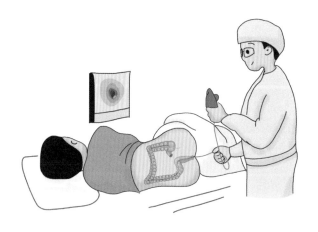

▌结肠镜检查前的准备

想做好一次结肠镜检查，很关键的一个环节是检查前的肠道准备。什么叫肠道准备呢？正常情况下大肠是大便形成的部位，存在着很多粪便，影响观察。肠道准备是指通过服用泻药、大量饮水等方法，多次排便，直至大便呈水样，大肠中没有粪渣的过程。这样就可以把结直肠清空，去除那些干扰观察的粪质和食物残渣。如果肠道准备做得不好，将严重影响检查者的观察，结肠病变的漏检率非常高，可谓检查已经失败了一半，建议再次准备或下次再做肠道检查。打个比方，用结肠镜在肠道里寻找息肉就如同在沙子里淘金，如果水很清亮，较容易找到；如果水特别混浊，里面还有很多杂物，就很难找到。真实情况下，如果肠道准备很好，肠道内粪水、粪质都很少，视野干净，容易发现病变；如果肠道准备差，有很多粪质残留，息肉被大便盖住了，很难被医生发现。

▌肠道准备好一定就能发现息肉吗

答案是不一定。肠道存在褶皱，有时候有些息肉会躲藏在褶皱背后，或者狡猾地躲在盲区，容易被漏诊。有些息肉长的扁扁平平，有一类侧向发育型息肉就容易被漏诊，因为它和枯叶蝶一样会伪装，和周围的黏膜相差不大，有可能会被漏掉。因此，医生在结肠镜检查时需要反复进退结肠镜观察，避免漏诊。同时，也有一些结肠镜下秘密武器，如色素内镜、光学染色内镜，帮助提高结直肠息肉的检出率，将在后面章节详细讲解。

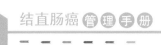

▌发现结直肠息肉的其他方法

结肠镜是结直肠息肉检查的主要方法，除此以外，下消化道造影、腹部 CT、胃肠道超声可能发现较大的结直肠息肉，但漏诊率较高。CT/核磁模拟结肠镜是相对无创的方法，但检查的准确度低于结肠镜，并且上述检查过程无法取活检，无法对病变进行病理学诊断。胶囊内镜昂贵，多用于小肠的检查。综上所述，发现结直肠息肉最推荐的诊断方法是结肠镜。

> **小贴士**
>
> 结肠镜检查是发现结直肠息肉的主要方法，良好的肠道准备能提高结直肠息肉的检出率。

诊断篇

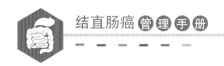

结直肠癌的前世今生

📖 息肉也有症状吗？

肠息肉是指肠黏膜表面突出到肠腔内的隆起状病变，息肉非"肉"，而是一类异常生长的组织，包括肿瘤性和非肿瘤性病变，在没有确定病理性质前统称为息肉。

息肉大小形态相差明显，可能有蒂，也可能基底部较广而无蒂，明确病理性质后会按部位直接冠以病理诊断名称，如乙状结肠管状腺瘤、直肠炎性息肉等。若在肠道广泛出现数目多于 100 颗的息肉，并具有其他特殊临床表现时，称为息肉病。

肠息肉可发生在肠道的任何部位，其中大肠息肉发生率远高于小肠，约占肠道息肉的 80%，尤以乙状结肠及直肠的单发息肉多见。本病好发于男性，其发生率随年龄增加而逐渐上升。

肠息肉患者多数无明显的自觉症状，往往在常规结肠镜检查时偶然发现。少数患者有腹部不适、腹胀、排便习惯改变、便血或鲜血便，而一些较大的息肉可引起肠套叠、肠梗阻或严重腹泻等明显症状，但这些也不是肠息肉特有的临床表现。

典型症状

1. 便血或出血

便血是肠息肉患者最常见的就诊原因，通常是隐性出血，很少大量出血。位于乙状结肠或直肠的息肉多见间断性少量出血，表现为大便表面附着有少量鲜血。少部分患者可表现为急性消化道出血，出现暗红色或鲜红色便，有时也可反复发作，甚至因出血严重而需急诊处理。

2. 排便习惯改变

多见于结肠远端和直肠体积较大的息肉，主要表现为腹泻或腹泻与便秘交替，体积较大的绒毛状息肉可出现大量黏液便，严重时可出现大量腹泻，丢失大量蛋白和电解质，引起低蛋白血症和电解质紊乱。

3. 腹痛

肠息肉出现腹痛的情况比较少见，体积较大的息肉可出现隐痛、间断性绞痛等，如引起肠套叠或肠梗阻，则表现为持续性疼痛。

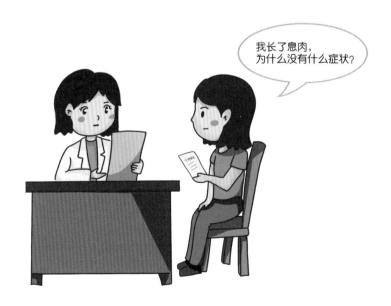

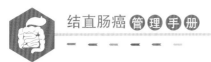

伴随症状

1. 贫血

如果结直肠息肉引起慢性失血，患者可有程度不同的贫血，表现为面色苍白、体格消瘦。

2. 腹部膨隆或肿块

肠梗阻时可有局限性腹部膨隆，在肠套叠时可触及椭圆形肿块，尤其是在腹痛发作、肠管痉挛时更明显。

当患者出现以上典型症状时，应尽快就诊，明确有无肠道疾病。常见的肠息肉相关检查包括结肠镜检查、大便潜血试验、直肠指检、钡灌肠、结肠 CT 重建等。结肠镜检查为该疾病的主要检查和复查手段，可直接观察到息肉的位置、大小、形态等，对于可疑恶性的息肉，可于镜下取活检，进一步明确病理诊断。部分息肉患者长期隐性失血，大便潜血试验阳性。直肠中下段的息肉可通过直肠指检触及，不能触及的结直肠息肉也能通过结肠镜检查确认。钡灌肠是指从肛门插进一个肛管，灌入钡剂再通过 X 线片检查，可诊断结肠及以下部位的肿瘤、息肉、炎症、结核、肠梗阻等病变，一般有结肠镜检查禁忌证或不能耐受结肠镜的患者用此方法。

综上所述，肠息肉患者多数无明显的自觉症状，少数患者有腹部不适、腹胀、排便习惯改变、便血或鲜血便等症状。如果出现腹痛、便血、排便习惯改变持续时间超过 1 周应尽快就诊，明确有无肠道病变。同时，患者应留意是血液同大便一起排出还是便后出血，就诊时告知医生，帮助医生鉴别诊断。

小贴士

1.肠息肉患者多数无明显自觉症状，多在内镜检查中发现。

2.当有以下症状时，及时就诊：便血或出血、排便习惯改变、腹痛、腹部膨隆、腹部肿块、贫血表现（乏力、头晕、面色苍白等）。

早癌，我该欢喜还是忧？

早期结直肠癌的定义

早期结直肠癌是指浸润深度局限于黏膜及黏膜下层的任意大小结直肠上皮性肿瘤，无论有无淋巴结转移。肿瘤浸润局限于黏膜层者称为黏膜内癌（M期癌），浸润至黏膜下层但未侵犯固有肌层者称为黏膜下癌（SM期癌）。

如何发现早期结直肠癌

早期结直肠癌患者临床上多无任何症状及体征，因此结肠镜检查是发现早期结直肠癌最有效的手段。结肠镜检查不仅可清晰地观察肠道，并可在直视下钳取可疑病变进行病理学检查，是早期结直肠癌发现与确诊的主要手段。提高结肠镜检查的阳性率，是避免结直肠癌误诊、漏诊的重要手段。近几年，一些以血浆中游离遗传物质为基础的无创易行筛查手段正

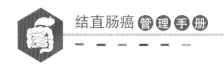
在逐渐发展，但还处于探索阶段，临床应用的方法不多，目前主要通过粪便隐血试验和结肠镜检查进行筛查。粪便隐血试验对消化道出血的诊断具有重要价值，目前作为早期结直肠癌诊断的一个无创筛查指标。直肠肛门指诊有助于发现早期直肠癌和肛周疾病。

▌如何诊断早期结直肠癌

早期结直肠癌的诊断依赖有资质医生的规范化结肠镜检查，活检组织病理学为诊断的依据。结肠镜检查发现病变后，通过病变表面的凹凸、糜烂、饱满感、内镜下触及硬度等现象，结合放大内镜观察到的表面微细结构，形成良、恶性的初步认识，之后结合病理以确诊。恶性病变可结合色素放大内镜、超声内镜等检查以评估病变的恶性程度及浸润深度，其中病变的浸润深度对内镜下治疗适应证的判断尤为重要。

▌如何治疗早期结直肠癌

内镜下可以有效切除结肠腺瘤性息肉和早期癌，进行准确的病理学评价，而内镜治疗以根治肿瘤为目的，所以早期结直肠癌内镜下适应证的原则是没有淋巴结转移的可能，并根据肿瘤大小及部位判定能够一次性切除。对于较大的结直肠病变，内镜下黏膜剥离术（endoscopic submucosal dissection，ESD）可以实现整块剥离，很多研究证实其复发率显著低于内镜下黏膜切除术（endoscopic mucosal resection，EMR）。但 ESD 操作相对困难，并发症及预后与操作者的技术、熟练程度息息相关。

▌早期结直肠癌治疗后复查时间

良好的术后监测对患者的治疗和预后意义重大。英国结直肠癌筛查计划建议中危结直肠癌患者（即存在 3 ～ 4 个小腺瘤或 1 个 10 mm 以上腺瘤的患者）每年进行 3 次结肠镜检查作为监测术后肿瘤复发的手段。国内诊治共识建议早期结直肠癌术后患者在术后第 1 年应注意监测血 CEA、粪便隐血试验及结肠镜检查，如果第 1 年正常下次随访时间间隔可为 3 年，3 年后结果仍正常下次随访时间间隔可为 5 年。行直肠前下段切除的早期直肠癌患者通常在术后前 2 ～ 3 年每 3 ～ 6 个月定期行直肠检查以明确有无局部复发。

结直肠癌如何分期?

结直肠癌的定义

结直肠癌又称大肠癌，指来源于结直肠黏膜的恶性肿瘤，病理学上指穿透黏膜层、固有肌层，浸润到黏膜下层的结直肠上皮性肿瘤。

结直肠癌的症状

早期结直肠癌可无明显症状，仅粪便潜血阳性，病情发展到一定程度才出现下列症状：①排便习惯改变；②大便性状改变（如变细、血便、黏液便等）；③腹痛或腹部不适；④腹部肿块；⑤肠梗阻；⑥贫血及全身症状（如消瘦、乏力、低热等）。

结直肠癌的易患人群

结直肠癌的危险因素有：50 岁以上；患有结肠腺瘤性息肉；患有炎症性肠病；有结直肠癌家族史，尤其是直系亲属；有吸烟、饮酒、常吃红肉、缺乏膳食纤维、肥胖、缺乏运动等不良饮食生活习惯。

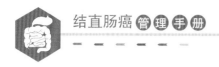

▍怎么预防结直肠癌?

通过下列方法可降低结直肠癌的发生风险。

调整饮食:少吃高脂食物,多吃富含维生素和纤维素的食物,如水果、蔬菜等。

运动:适当的运动和锻炼,尤其是肥胖者,能够降低癌症的发生率。

戒烟、戒酒。

正确治疗结直肠良性病变,如溃疡性结直肠炎、腺瘤、息肉等病变。

定期体检:特别是有家族史、家族性息肉病等高危因素的人,更应该定期体检。

▍结直肠癌的分期

目前常用的是美国癌症联合委员会(AJCC)/国际抗癌联盟(UICC)结直肠癌 TNM 分期系统(2010 年第 7 版),根据肿瘤大小及浸润范围(T)、淋巴结情况(N)、是否有远处转移(M),可以分为 I~IV 期,分期越早预后越好。

1. I~III 期

原发肿瘤(T)分期。

T_x:原发肿瘤无法评估。

T_0:没有原发肿瘤的证据。

T_{is}:原位癌,上皮内癌或黏膜内癌未穿透黏膜肌层而达黏膜下层。

T_1:肿瘤侵及黏膜下层。

T_2:肿瘤侵及肠壁固有肌层。

T_3：肿瘤侵透固有肌层并侵达浆膜下，或原发病灶位于无浆膜层的结肠、直肠时，肿瘤已侵达结肠旁或直肠旁组织。

T_4：肿瘤已穿透腹膜或直接侵入其他脏器 *。

注：* 如肿瘤和其他脏器（包括其他结肠和直肠段）发生粘连为 T_4；如粘连处镜下检查未发现肿瘤细胞为 pT_3；血管（vascular）和淋巴管（lymphatic）浸润可使用 V 和 L 注明。

2. Ⅳ期

淋巴结转移（N）分期。

N_x：区域淋巴结无法评估。

N_0：区域淋巴结无转移。

N_1：1 ～ 3 个区域淋巴结转移。

N_2：≥ 4 个区域淋巴结转移。

远处转移（M）分期：

M_0：无远处转移。

M_1：有远处转移。

▌结直肠癌的生存率与分期的关系

结直肠癌患者的 5 年生存率与临床分期息息相关（表3）。分期越早生存率越高，而已发生远处转移的Ⅳ期结直肠癌患者 5 年生存率几乎为 0。因此，对于结直肠癌患者，早发现、早治疗是关键，分期越早，预后越好，5 年生存率也越高。

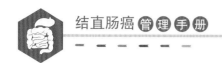

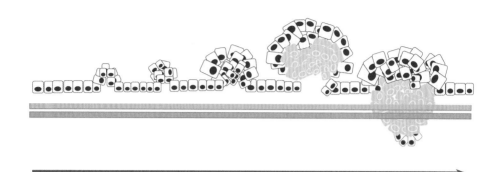

表3　结直肠癌 TNM 分期与 5 年生存率

分期（AJCC 第 6 版）	TN	5 年生存率
Ⅰ期	T_1 或 T_2，N_0	93%
ⅡA 期	T_3，N_0	85%
ⅡB 期	T_4，N_0	72%
ⅢA 期	T_1 或 T_2，N_1	60%～83%
ⅢB 期	T_3 或 T_4，N_1	42%～64%
ⅢC 期	T_x，N_2	27%～44%

▌结直肠癌的治疗

结直肠癌的治疗采取个体化治疗原则，根据患者的年龄、体质、肿瘤病理类型、侵犯范围（分期），选用合适的治疗方法，提高治愈率。中晚期癌的治疗方法是以手术为主，辅以化疗、免疫治疗、中药，以及其他支持治疗的综合方案，以提高手术切除率，降低复发率，提高生存率。手术治疗的原则：尽量根治，保护盆腔自主神经，保存性功能、排尿功能和排便功能，提高生存质量。

结直肠癌如何转移的？

结直肠癌的转移方式

结直肠癌是目前世界最高发的恶性肿瘤之一，我国的发病率一直不断增高。结直肠癌的转移方式包括淋巴转移、血行转移、种植转移和扩散浸润转移。淋巴转移是肿瘤细胞通过淋巴管，随着淋巴液转移至局部或远处的淋巴结。血行转移占34%，肿瘤细胞通过血液循环转移至其他器官，肝脏最为常见，其次为肺，再次为骨、脑、卵巢，极少转移至肾上腺或肾脏。常见种植转移有3种：①癌细胞侵犯至浆膜外时，脱落癌细胞种植在腹、盆腔腹膜，形成癌结节；②肠腔内癌组织癌细胞脱落种植到附近黏膜损伤处，黏膜完整时不能种植，这也可能是大肠癌常有多发病灶的原因之一；③手术中的医源性种植。扩散浸润转移是直接扩散或直接浸润至结直肠的周边器官。

研究发现80%的复发转移发生在术后3年内，95%的复发转移发生在术后5年内。因此，定期规范的术后随访有助于及时发现复发转移病灶，为再次手术根治或长期带瘤生存提供可能。

发现结直肠癌肝转移

肝脏是结直肠癌血行转移最重要的靶器官。15%～25%的结直肠癌患者在确诊时即合并有肝转移，另15%～25%的患者在结直肠癌原发灶

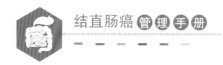
根除术后发生肝转移。换句话说，2个结直肠癌患者中就有1个会出现肝转移。解决肝转移的问题也就成了结直肠癌患者能否长时间存活的关键所在。对于结直肠癌根治术后患者，建议每3～6个月进行1次病史询问、体格检查，并行CEA、CA19-9等肿瘤标志物检查及肝脏超声检查，持续2年，以后每6个月1次直至满5年，5年后每年1次。对于Ⅱ期和Ⅲ期结直肠癌患者，建议每年进行1次胸腔、腹部、盆腔增强CT检查，共3～5年，以后每1～2年1次。

诊断结直肠癌肝转移

结直肠癌患者应常规进行肝脏超声和腹部增强CT等影像学检查筛查及诊断肝脏转移瘤。超声或CT等影像学检查高度怀疑但不能确诊的患者可加行AFP、肝脏超声造影、肝脏核磁平扫及增强检查进一步评估，也可应用PET-CT检查。根据病情需要，也可行经皮穿刺活组织检查以明确诊断。

预防结直肠癌肝转移

结直肠癌根治性手术是迄今为止结直肠癌最有效的治愈方法，也是预防肝转移发生的重要环节。术前新辅助放化疗及术后放化疗对于结直肠癌肝转移的预防有积极作用。

结直肠肝转移患者手术切除的意义

对于结直肠癌肝转移，医学界之前的观点与我们既往的认识一致：太严重，不能手术，只能进行化疗和支持治疗，效果较差。直到近十余年，一系列临床研究发现其实并不是这样，如果将病灶全部切除，患者可以获得非常令人满意的疗效，甚至有可能和没有肝转移的患者预后相似。因此，如果出现结直肠癌肝转移，务必要到外科就诊，因为经过合理安排，最终手术能够完整切除所有病灶，疗效还是非常喜人的。

▌结直肠癌肝转移患者需要多学科综合治疗

目前结直肠癌治疗的三大手段分别是外科手术、放射治疗和化疗药物。各种方法都发挥着重要作用，但也都有局限性。对于结直肠癌肝转移这种复杂的疾病，不仅需要外科手术，还需要化疗、放疗及靶向治疗等。唯有经过多学科专家会诊，综合应用各种技术方法制订合适的综合治疗方案，才能在与肿瘤的战斗中占尽上风，甚至把那些开始感觉治疗无望的结直肠癌肝转移转化成可切除的病灶，再一并处理掉。

多学科综合治疗是一种建立在循证医学基础上的肿瘤治疗新型模式，由来自外科、化疗科、放射科、病理科等多个相关学科的专家，组成相对固定的工作组，针对某一疾病，通过定期、定时、定址的会议形式，提出适合患者病情的最适当治疗方案，继而形成相关学科单独执行或多学科联合执行的治疗方案，这种临床治疗模式已成为目前肿瘤治疗的主要趋势。这一模式不仅缩短了患者从诊断到治疗的时间，避免了患者因往返于各科室之间而耽误最佳治疗，还可通过多学科会诊使患者获得个体化的治疗方案，从而获得更佳的治疗效果。

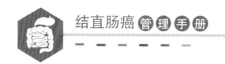

结肠镜检查——诊断结直肠癌的利器

结肠镜检查是如何进行的?

电子结肠镜目前已广泛应用于全结肠检查和治疗,是诊断结直肠及回肠末端病变的最佳选择。结肠镜的长度约 130 cm,柔韧可弯曲,前端装有光源及电子摄像镜头,可将肠腔内及肠黏膜的图像展现在显示屏上。检查时,由肛门缓慢进镜,医生可通过实时图像对结直肠黏膜进行观察,发现溃疡、炎症、出血、息肉、肿瘤等病变,同时可通过结肠镜进行活检、内镜下治疗等。

经过专科医生的评估、签署知情同意、肠道准备充分后,开始结肠镜检查。结肠镜检查包括普通结肠镜和无痛结肠镜两种。

普通结肠镜,被检查者全程保持清醒,检查过程中可能出现不同程度的腹痛、腹胀等不适感受,但多数被检查者按照医护人员的指导,通过积极配合能够完成检查。被检查者提前换好检查衣服,左侧卧于检查台上,双腿屈曲,尽量放松。医生

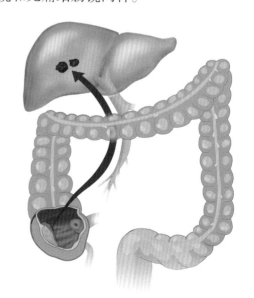

将结肠镜从被检查者的肛门插入，循腔进镜，通过直肠、乙状结肠、降结肠、结肠脾曲、横结肠、结肠肝曲、升结肠到达盲肠、末端回肠。检查过程中，医护人员可能会指导被检查者改变体位或适当按压被检查者腹部，以便结肠镜顺利通过肠腔。检查过程中，内镜需要在肠腔内"拐弯"，每次"拐弯"时，被检查者可能会有疼痛感。另外，为了便于观察，医生会在检查过程中向肠腔内注入适量二氧化碳气体或空气扩张肠管，被检查者会出现腹胀感、腹部胀痛等不适。以上不适感受严重程度因人而异，大多数体型正常或微胖、无腹部及盆腔手术史的被检查者均可以耐受；对于体形消瘦、经历过腹部及盆腔手术的被检查者，不适感觉可能比较明显，但不必紧张，缓慢深呼吸，放松身体，尽力配合；若呼吸过快可能会出现手足麻木等情况。除上述腹痛、腹胀等不适外，结肠镜检查中，被检查者还可能会有异物感、产生便意，这也是正常现象。当结肠镜前端达回盲部后，开始退镜，医生会再次仔细观察肠黏膜情况。当发现局部存在异常时，医生会对相关部位进行操作，如发现息肉会应用活检钳钳取适当大小的组织进行病理学检查，以明确病变性质。钳取组织时被检查者一般无明显不适。结肠镜检查通常需要10～30分钟，在此过程中被检查者应尽量保持放松，与医生配合，如有不适随时与医生进行沟通。若过于紧张或无法耐受上述不适症状，确实不能继续完成检查，可示意终止检查，评估麻醉风险后行无痛结肠镜。

无痛结肠镜，即在麻醉状态下完成结肠镜检查，被检查者在检查过程中无痛苦，对整个检查过程无记忆，有利于消除紧张情绪和恐惧感。被

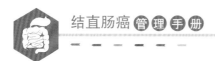

检查者静脉输液并注入麻醉药物，快速进入睡眠状态，医生开始按上述过程进行结肠镜检查，整个检查过程中被检查者无不适感。检查结束后短时间内即可将被检查者唤醒，后会有专人将其护送至麻醉恢复室，待完全苏醒后方可离开。

结肠镜检查的过程是较为安全的，检查后一段时间内可能会有腹胀、轻微腹痛等不适，通常在休息、排气后可好转；进行活检等操作后，可能会有少量出血，这时不必惊慌，多数情况下出血可很快自行停止。但如果结肠镜检查后出现严重的腹痛、发热、头晕或大量出血等，则需引起重视，尽快就医。

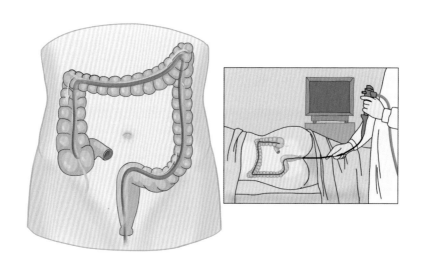

结肠镜检查前后能吃什么？

结肠镜检查前进食的注意事项

肠道的清洁度是影响结肠镜检查结果的关键因素之一，如果检查时肠道内仍存在许多食物残渣，毋庸置疑会影响进镜后的观察，甚至不能完成检查。因此，检查前肠道的清洁工作十分重要。

结肠镜检查前3天宜选用少渣食物，"渣"指不能被消化而留在肠道里形成大便的食物成分，少渣食物包括：①精细米面制作的食物，如米粥、米饭、饼干；②切碎软烂的动物内脏、鸡肉、鱼肉等；③豆腐、蛋类、乳类；④去皮制软的冬瓜、黄瓜、土豆等。这类食物的膳食纤维含量极少，可以尽量减少食物纤维素对胃肠道的刺激，减慢肠蠕动，减少粪便量。

其他注意事项：①宜将食物切碎、煮烂食用，忌用油炸、油煎等烹调方法；②避免使用颗粒样调味料，如辣椒、胡椒、咖喱；③不要食用带籽和长纤维的蔬菜、水果，如芹菜、韭菜、竹笋、番茄、菠萝、猕猴桃、火龙果等。蔬菜、水果类食物富含丰富的纤维素，但人体无法分解此类物质，所以会增加粪便量，对肠道准备过程造成干扰。

结肠镜检查前1天宜选用无渣饮食，包括米汤、牛奶、豆浆、蛋羹、豆腐、藕粉、面条、面包、馒头等，同时开始服用肠道准备药物。无渣饮食在胃肠道经消化后基本全部被吸收，不残留食物残渣，进一步优化内镜视野。

目前临床上最常用的肠道准备药物为复方聚乙二醇电解质散，其有效性和耐受性较好，在肠道内不被吸收和水解，能利用氢键聚集大量水分子，从而软化粪便、扩张肠腔容积，有助于粪便排出，且对电解质的代谢反应影响较小，不会导致肠内电解质失衡，很少产生胀气和腹痛反应。

此时，经过少渣饮食和无渣饮食的"初步准备"，以及后续服用泻

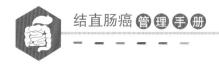

药的"强化步骤"，肠腔内应已达到理想的清洁标准，结肠内的有形粪块和大部分黏液样物质已排空，结肠黏膜组织外观清晰。

▌ 结肠镜检查结束后进食的注意事项

检查结束后，需密切监测患者有无腹痛、腹胀、肛门不适等症状，如有不适需及时向医生说明。做完检查 2 小时后，可以开始饮温水，做完结肠镜当日最好吃一些易消化的半流质食物，如不含米粒的温米汤等，禁止食用生、冷、硬和刺激性的食物，不吸烟、饮酒，不喝咖啡、苏打水等饮料，避免对肠道造成刺激或损伤，且有助于肠黏膜的修复，使肠道逐渐恢复动力。

结肠镜前需要做哪些化验检查？

结肠镜检查前的化验是至关重要的环节，是安全进行结肠镜检查的前提。不同的患者需要完善的检查不同。对于普通结肠镜检查无基础病的患者，需要完善以下检查。

▌ 传染病检查

传染病检查是特殊或侵入性医疗操作前的必查项目，包括乙肝、丙肝、梅毒和艾滋病。因为结肠镜不是一次性的，需消毒后反复使用，检查这些项目，无论对患者、医务人员还是院内感染控制等都有非常重要的意义。

▌ 凝血功能

目的是在术前了解患者的凝血功能有无缺陷。有些患者因病情需要，需取活检做病理检查或者做镜下治疗等有创操作时，医生必须事先了解患者的凝血功能，如凝血功能不健全，患者术中可能会大出血以至发生手术意外甚至死亡。

做无痛结肠镜的患者，因麻醉风险较普通结肠镜高，还需完善以下检查。

血气分析

血气分析是评估人体呼吸功能与酸碱平衡状态的一种手段，是麻醉操作前的关键检查之一。

心肌酶谱

从各项心肌酶指标解读心肌功能及可能存在的心肌问题。评估心脏功能，保障无痛结肠镜的顺利进行。

心电图

心电图是一项记录人体心脏电活动的检查，帮助诊断心律失常、心肌缺血等，是检查心脏功能的重要途径。在结肠镜检查前行心电图可以有效减少麻醉意外的发生，并且避免结肠镜检查时出现心脏的不适，甚至突发心血管疾病。

胸片

胸片是反映呼吸功能的重要检查，无痛结肠镜在全身麻醉的状态下进行，而麻醉之前需要对机体的呼吸系统能力进行较为全面的了解，以助于麻醉的进行及减少意外情况的发生，增进安全性。

另外，对于有基础病、高龄的患者，需完善与基础疾病相关的检查，如血、尿、便三大常规检查，生化检查等；对于因消化道出血行急诊结肠

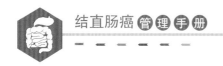

镜的患者，需完善血型，做好输血的准备。无痛结肠镜检查前需麻醉科评估，伴随其他疾病必要时可请相关科室评估。

如何进行有效的肠道准备？

电子结肠镜检查目前已成为结直肠疾病筛查及诊断的常用手段。在常规结肠镜检查中 20% ～ 25% 的患者肠道准备不充分，肠内残留物影响医生的检查判断，极易造成对腺瘤和其他肿瘤检测不足。有的患者甚至需要重新服用泻药，再次进行结肠镜检查。初次行结肠镜检查的患者，如果肠道准备不充分，一年内需要再次复查结肠镜。

常用的肠道准备清洁剂

肠道准备中，常用的肠道准备清洁剂主要包括：聚乙二醇（polyethylene glycol，PEG）电解质散、镁盐、磷酸钠、匹可硫酸钠、甘露醇、中草药等。应根据患者的身体情况、病史、用药史、既往肠道准备情况等因素，进行个体化肠道准备。目前在国内外以 PEG 为最广泛应用的肠道准备清洁剂，以下将主要针对 PEG 用于肠道准备的用法进行详述，其余药物的用法、不良反应及注意事项等见表 4。

PEG 为惰性的乙烯氧化物形成的聚合物，为容积性泻剂，对肠道的吸收和分泌无明显影响，也不会引起水和电解质紊乱。我国临床常用的 PEG 电解质散为 PEG-4000 和一定剂量的电解质混合而成，是存在电解质紊乱的特殊患者、孕妇和婴幼儿等肠道准备的首选用药。此外，由于 PEG 不影响肠黏膜的组织学表现，因此对炎症性肠病患者的镜下判断不产生影响，可用于此类患者的肠道准备。PEG制剂常见的不良反应为腹胀、恶心和呕吐等消化道症状；罕见不良反应包括过敏性反应、吸入性肺炎、贲门撕裂、结肠炎、心律失常等。

表4 常用肠道准备清洁剂的应用及安全性

药物	优点	用法	安全性
镁盐（硫酸镁、柠檬酸镁）	服用水量少，依从性好、价格便宜	检查前4～6小时硫酸镁50 g加清水100 mL稀释后一次性服用，同时饮水约2 L	浓度过高有导致脱水的风险；肾功能异常及炎症性肠病患者禁用
磷酸钠	口服溶液剂量少，溶液为柠檬口味	口服溶液量为1.5 L	易导致水电解质紊乱；不作为肠道准备的常规应用，仅用于有特定需求、无法用其他制剂替代者，应用前先评估肾功能
复方匹克硫酸钠（匹克硫酸钠、氧化镁、枸橼酸）	为刺激性泻剂，枸橼酸镁为渗透性泻药，双重导泻	复方匹克硫酸钠每次加入150 mL的水中服用，第1次服药后饮水量1.5～2.0 L，第2次服药后饮水量约0.75 L	可用于结肠镜检查前肠道准备，耐受性较好；可诱发黏膜炎症；血容量偏低、充血性心力衰竭、晚期肝硬化、慢性肾脏病患者慎用
甘露醇	高渗性强脱水剂，有助于减少肠道对水分的吸收，刺激肠道蠕动和排空	检查前4小时口服20%甘露醇250 mL，10分钟后饮水1.5～2 L，或于30分钟内口服10%甘露醇溶液1 L，直至排便呈清水样。分次服用的方案：检查前12小时及4小时各口服125 mL甘露醇+1 L水	不建议应用于治疗性结肠镜的肠道准备，禁止行高频电凝电切息肉等治疗；可造成水电解质紊乱；糖尿病患者禁用
中草药（番泻叶、蓖麻油）	促进肠道蠕动、抑制水电解质吸收	番泻叶：检查前晚用番泻叶原叶20 g加400 mL开水浸泡30分钟饮服，80℃水温浸泡1小时后服用；蓖麻油：检查前6～8小时服用	可与其他肠道清洁剂联合使用以减少不良反应；偶可导致肠黏膜炎症改变

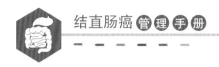

肠道准备方案

目前针对 PEG 的肠道准备方案，我国指南推荐以下两种。

1. 3 L PEG 方案

采用分次服用的方法，即肠道检查前 1 天晚 8 点开始服用 PEG 溶液 1 L；于检查当日，检查前 4 ～ 6 小时继续服用剩余的 2 L PEG 溶液，每 10 ～ 15 分钟服用 250 mL，2 小时内服完。有研究显示，该方案相较于低容量 PEG 方案可显著提高右半结肠腺瘤检出率、盲肠插管率、操作安全性及患者依从性。

2. 2 L PEG 方案

为单次服用方法，即在结肠镜检查前 4 ～ 6 小时，每 10 ～ 15 分钟服用 PEG 溶液 250 mL，并于 2 小时内服用完。该方法可用于肠道准备不充分的低风险人群。

为了提高肠道准备质量，在肠道准备过程中建议常规应用祛泡剂。目前常用于肠道准备的祛泡剂主要为西甲硅油，其进入消化道后不被吸收然后进入血液循环，主要通过直接降低气泡表面张力，使气泡破裂释放起作用，可有效减少气泡的产生，并有助于镜下检查及操作的顺利进行，提高患者舒适度。其用法：西甲硅油 30 mL，与最后一份泻药同时服用，或者于泻药服用完成后 30 ～ 60 分钟内服用。

其他注意事项

患者在进行肠道准备过程中，还应适当走动，并轻揉腹部加快排泄。过程中如有严重腹胀或不适，可放慢服用速度或暂停服用，待症状消除后再继续服用，直至排出清水样便。如排便性状达不到该要求，可加服 PEG 溶液或清水，但总量一般不超过 4 L。在肠道准备过程中，患者可能会由于大量排便引起头晕、心慌等低血糖症状，可服用无色糖块。检查结束后可进食温软易消化的食物，若出现头晕等不适应立即坐下并告知医护人员。

■ 额外辅助措施

对于具有肠道准备不充分风险因素的患者，如存在慢性便秘、未严格按照要求进行肠道准备（如术前高纤维饮食、PEG 服用量不足）、体重指数 > 25 kg/m^2、年龄 > 70 岁、有结肠外科手术史、伴有其他疾病（如糖尿病、帕金森病、卒中或脊髓损伤病史等）及应用三环类抗抑郁药物或麻醉剂者，可适当采取其他额外辅助措施改善肠道准备情况。

相应辅助措施包括：采用 4 L PEG 方案分次服用的方法，即肠道检查前 1 天晚 8 点开始服用 PEG 溶液 2 L；于检查当日，检查前 4 ~ 6 小时继续服用剩余的 2 L PEG 溶液，每 10 ~ 15 分钟服用 250 mL，2 小时内服完。内镜诊疗前 3 天低渣饮食，使用促胃肠动力药物，加强肠道准备相关宣传教育等。

结肠镜检查前的肠道准备用药及肠道准备方法虽然多种多样，但最佳的肠道准备方案仍需根据医疗单位的实际条件、药物使用习惯及患者的个体化差异原则共同制订。

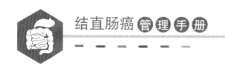

结肠镜太痛苦了，如何舒服地做无痛内镜？

随着内镜技术的不断发展，电子结肠镜检查已成为结直肠疾病诊断及治疗的常用方法。结肠镜检查属于侵入性检查，在检查过程中，难免会有结肠镜通过肠道时牵扯导致的疼痛等不适。为了更好地观察肠道内环境，还需要在检查过程中向肠道内充气，这也会导致腹胀等不适。因此，人们对结肠镜检查都有着或多或少的恐惧心理。然而，随着麻醉医学及医疗监护等技术的发展，从 20 世纪 90 年代起，美国、英国等发达国家已普遍开展无痛内镜诊疗。现如今，许多国家早已将其作为临床常规操作。目前，我国的无痛内镜技术也已经相当成熟，它可以让"痛苦"的结肠镜检查变成一种"享受"。

所谓无痛内镜，实质就是在完善的监护仪严密监测患者呼吸、循环等基本生命体征，同时配备有相关安全保障药物及措施的情况下，由经验丰富的麻醉医生在内镜检查前给受检者经静脉注射一种起效时间快、苏醒快且苏醒完全、不良反应相对较小的麻醉药物，以使受检者在深睡眠状态下完成整个检查和治疗的过程。经静脉缓慢推注麻醉药物 1 分钟内，受检者就会逐渐失去知觉及意识，可以"美美地睡一觉"。此时，内镜医生就可以更为从容地仔细检查肠道的各个部位，而受检者则不会有疼痛等任何不适的感觉。检查结束后 3 ～ 5 分钟，麻醉药效会逐渐减弱，受检者的知觉逐渐恢复，继而便可慢慢苏醒过来，静卧数分钟后即可在家属的陪同下离开医院。相较于普通结肠镜检查，无痛内镜检查的整体过程舒适轻松，更为人性化，消除了受检者的恐惧感及不适感，提高了对内镜检查的耐受性，越来越受到人们的青睐。

▌无痛内镜检查的人群

一般情况下，只要可以耐受麻醉操作的人群均可进行无痛内镜检查。但对于老年患者或是合并难以控制的严重心、脑、肺等重要脏器慢性疾病的患者而言，麻醉存在一定风险。所有无痛内镜检查均需要由专业的麻醉医生协助评估麻醉相关风险，并全程在场监测患者生命体征及麻醉情况，根据具体情况酌情调整麻醉剂量及麻醉深度，以确保整个检查过程的安全。

▌无痛内镜检查的特殊注意

检查前一天禁止吸烟，防止因呛咳出现相关麻醉风险。由于麻醉对吞咽功能有影响，麻醉前进食会有误吸风险。故麻醉前需禁食至少6小时，禁饮至少4小时。

检查后由于麻醉药物对神经有抑制作用，即使受检者神志已经清醒了，麻醉效应仍未完全消退，此时受检者的定向力和反应力仍是比较弱的。故检查后3小时内需有人陪护，麻醉后4小时内不可进食，检查后24小时内不得驾驶机动车辆、进行机械操作和从事高空作业，以免发生意外，同时最好不要做需要精算和逻辑分析的工作。同普通结肠镜检查一样，若患者进行了结肠镜下息肉切除或黏膜切除等相关治疗，术后1～2天要避免剧烈运动，以免出现出血等并发症。若术后出现严重腹痛、便血增多等情况，需及时于医院就诊，除外肠穿孔、出血等并发症。

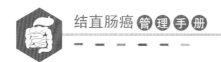
▌无痛内镜检查的风险

麻醉药物会对呼吸、循环产生一定抑制，对于高龄、既往存在肠道疾病或心、肺等慢性基础疾病的患者而言，处于镇静的无意识状态下，出现肠穿孔或呼吸抑制、心律失常等心肺并发症的风险会增加。同时，也存在对麻醉药物过敏等麻醉意外的可能。内镜医生和麻醉医生会根据患者的具体情况进行麻醉风险评估，为患者推荐适合的检查方式。

由此可见，无痛内镜检查不但没有痛苦，反而还可能是一种"享受"，更重要的是可以在早期阶段发现并治疗疾病，对受检者的健康和经济均大有裨益。但需要注意的是，无痛内镜并不适合所有人，尤其对于存在麻醉相关禁忌证的人群来说是有风险的。能否进行无痛内镜检查，需要由专业的内镜医生和麻醉医生共同评估。

无痛内镜会影响记忆力与智力吗？

▌无痛内镜的优点

（1）有助于消除患者的紧张、焦虑情绪，提高对检查的耐受性。

（2）患者对整个检查无记忆、无痛苦，不会有恶心、疼痛等不适，更能配合医生完成检查。

（3）由于麻醉状态下胃肠蠕动减少，更便于发现细微病变，结果相较于普通结肠镜更精确。

▌无痛内镜的麻醉药物

针对不同的患者，麻醉医生可能会调整麻醉药物，一般使用丙泊酚进行麻醉。丙泊酚是一种短效麻醉剂，有镇静作用，通过肝脏代谢，有时根据患者及术中情况也会使用舒芬太尼等镇痛药物，麻醉药物都是由专业的麻醉医生选择，儿童、老年人、合并不同基础病的患者会选用不同剂量或种类的麻醉药。麻醉医生会通过患者的体重、基本情况、术中情况及时调整麻醉药物种类剂量，以达到最合适每位患者的麻醉药物和剂量。

▌术后感觉记忆力下降

进行无痛内镜检查后，因应用麻醉药物，不会有内镜操作期间的记忆，所以不会有恐惧、紧张感，但可能会有头晕、恶心等不适。无痛内镜操作结束后，患者一般会在1小时内醒来，数小时内完全清醒，但也不除外个人体质原因或合并某些基础病导致麻醉药物代谢较慢。当医生判断麻醉后患者意识清楚、无不良反应时，才可以离开内镜中心。没有研究表明目前无痛内镜所使用的麻醉药物会影响智力与记忆力，而且相比较于外科手术，无痛内镜的麻醉药物剂量较小。若合并某些影响麻醉药物代谢的疾病，麻醉医生会调整药物及剂量，头晕等不适也可能存在一段时间，若是长时间症状不缓解，请及时咨询医生。

📖 乙状结肠镜检查可以筛查结直肠癌吗？

近年有学者报道相比于操作较复杂的结肠镜筛查，乙状结肠镜筛查可能是一种简便有效的筛选方法，果真如此吗？

乙状结肠镜检查是指借助配有光源和摄像机的管子经肛门逆行进入肠道，直接观察直肠、乙状结肠肠壁黏膜的形态，筛查直肠、乙状结肠甚

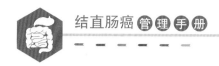

至部分降结肠疾病的一种检查方法，除了可以观察黏膜形态查找病变外，还可进行早期病变的治疗。目前临床上常用的乙状结肠镜为软式乙状结肠镜，长约 60 cm，镜身柔软可弯曲，检查顺利时一般可达结肠脾曲，乙状结肠镜筛查过程中如无异常，可定期随诊，如有异常需要行结肠镜检查时，还要再进行结肠镜检查。

有研究认为，近 2/3 的结直肠癌发生在直肠和乙状结肠，乙状结肠镜的使用能有效降低结直肠癌相关死亡率，有效保护直肠、乙状结肠和降结肠。与结肠镜检查相比，乙状结肠镜检查的优点包括：操作者容易学习掌握，检查所需时间短，患者更容易耐受，麻醉剂量需求较低，肠道准备只需临时灌肠而不需口服泻药排空肠道，操作术中、术后相关并发症较少。但乙状结肠镜筛查结果的准确度也受许多因素影响，如肠道准备的质量、检查者的熟练程度等。乙状结肠镜相比于结肠镜检查最致命的缺点是会遗漏大量结肠病变，有学者将乙状结肠镜检查比喻在进行乳腺癌普查时仅检查单侧乳房。乙状结肠镜只能检查直肠、乙状结肠和降结肠的病变，而无法检查横结肠、升结肠及盲肠的病变，尤其对于女性和老年人这一类近端结直肠癌发生率更高的人群来说，使用乙状结肠镜筛查漏诊率更高。

虽然乙状结肠镜筛查结直肠癌有其优势所在，但其不可忽略的缺点导致其应用受到很大局限，在结肠镜检查技术日益成熟的今天，结直肠癌的筛查还是以结肠镜为主。

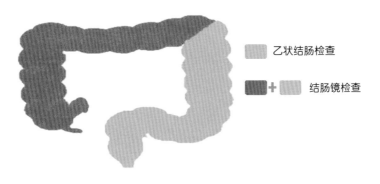

乙状结肠检查

＋ 结肠镜检查

乙状结肠检查范围

📖 除了阿司匹林，内镜治疗还要停用哪些药？

对正在接受抗栓疗法的患者进行内镜治疗时，如果继续使用抗栓药物，可能有持续出血的危险，如果为了避免这种出血而停用一段时间的抗栓药物，又有可能使血栓事件的发生率大大增加。近年来，随着抗栓药使用频率的增高，在内镜治疗时如何设定停药时间也成为一个大问题。

抗栓药物分为抗凝药和抗血小板药两大类。

抗凝药包括：①维生素 K 拮抗剂，如华法林；②肝素衍生物，如普通肝素、低分子量肝素；③ Xa 因子直接抑制剂，如利伐沙班；④凝血酶直接抑制剂，如达比加群、水蛭素类。

抗血小板药包括：①噻吩吡啶类，如氯吡格雷、噻氯匹定、替格瑞洛；②蛋白酶激活受体 -1 拮抗剂，如维拉帕莎；③蛋白 Ⅱ b/ Ⅲ a 受体拮抗剂，如阿昔单抗、替罗非班；④阿司匹林；⑤其他非甾体消炎药。还有一些活血化瘀的抗栓中药制剂，如银杏叶片、丹参滴丸等。

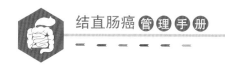

根据日本胃肠内镜学会（Japan Gastroenterological Endoscopy Society，JGES）2014年发布的《胃肠道内镜检查的抗血栓形成治疗》，建议接受抗凝治疗的患者：①诊断性内镜检查（无黏膜活检）不需要停用抗凝药物；②对正在单用华法林抗凝且需行黏膜活检患者，建议不停用华法林，但确保国际标准化比值INR在治疗范围内；③需行低出血风险内镜操作的患者继续应用华法林，但确保INR在治疗范围内；④需行高出血风险内镜操作（如息肉切除）的患者，停用华法林或达比加群，以肝素行过渡性治疗。

根据《抗栓治疗消化道损伤防治中国专家建议（2016·北京）》，建议接受抗血小板治疗的患者：①心血管病低危而出血风险较高的患者应至少停用抗血小板药5天；②心血管病高危（如药物洗脱支架置入后1年内）且出血风险也较高的患者，可进行内镜检查，但要尽量避免取活检或内镜治疗；③心血管病高危而出血风险较低的患者可继续用抗血小板药物。上述的停药时间能充分恢复凝血功能，这样血栓再发的危险性小，而且发生出血的并发症的概率也小。对所有患者均要全面评估内镜治疗的获益和风险。对于必须行内镜治疗的患者，应在内镜治疗充分止血后确认没有出血时再结束内镜检查，并密切监测，以便早期发现再出血。

因口服肠道清洁剂，还需停用某些特定药物：血管紧张素转化酶抑制剂和血管紧张素受体拮抗剂、利尿药、非甾体消炎药及可以诱导抗利尿激素分泌异常的药物。

结肠镜检查存在风险与并发症，有许多需要暂停服用的药物（表5），特别是对于抗栓治疗的患者，围内镜操作期应全面评估相关风险，在出血与血栓之间找好平衡点。有基础病的患者要严格遵照医嘱，力求将内镜干预的收益最大化、风险最小化，保证结肠镜操作的安全性。

表5 结肠镜检查前可能停用的药物

药物	使用注意
血管紧张素转化酶抑制剂和血管紧张素受体拮抗剂（如卡托普利、贝那普利、培哚普利、福辛普利、缬沙坦、氯沙坦、厄贝沙坦、替米沙坦等）	建议 ACEI 和 ARB 在口服肠道清洁剂当天及之后 72 小时内不应继续使用
利尿剂	可以改变水电解质平衡，引起血容量不足，特别是大剂量的利尿剂。所以，在使用口服肠道清洁剂之前，应评估患者血压、血容量情况。如果患者没有明显肺水肿的风险，利尿剂应在口服肠道清洁剂时暂停 1 天。如果确需继续使用利尿剂，建议使用聚乙二醇制剂进行肠道准备，并监测电解质
其他非甾体消炎药（如布洛芬、吲哚美辛、保泰松、双氯芬酸、美洛昔康、塞来昔布等）	在允许的情况下，口服肠道清洁剂当天及之后的 72 小时内建议停止使用 NSAIDs 类药物
诱导抗利尿激素分泌异常的药物（主要包括三环类抗抑郁药如多塞平、阿米替林等，选择性 5-羟色胺再摄取抑制剂如氟西汀、帕罗西汀、氟伏沙明、舍曲林、艾斯西酞普兰、抗精神病药物如舒必利、氟哌啶醇，抗癫痫药物如卡马西平）	这些药物有水潴留和（或）电解质紊乱的风险，可以继续使用，但是在口服肠道清洁剂之前应当检查血清肌酐、尿素及电解质水平
胰岛素、口服降血糖药	因结肠镜检查前 1 天进行饮食限制，使用胰岛素、口服降血糖药控制血糖的患者，应根据饮食情况调整药物使用，以避免发生低血糖。此外，在结肠镜检查当天，患者应在检查完毕且恢复饮食后再使用胰岛素、口服降血糖药

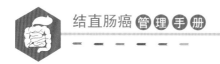

孕妇、老年人等特殊人群做结肠镜有哪些注意事项?

特殊人群能不能做结肠镜

本文所指的特殊人群主要包括孕妇、老年人,以及患有较多或复杂全身疾病的患者,这些人因为自身体检的要求或者特定的病情,可能需要进行结肠镜检查。由于较为特殊的疾病或身体情况,这部分人进行内镜检查会有较高的并发症发生风险,因此在检查前通常需要对身体和疾病的情况,以及结肠镜检查的必要性进行充分评估,在病情需要、没有绝对禁忌证,且获益大于风险的情况下,才可以考虑进行结肠镜检查或治疗。

孕妇做结肠镜的注意事项

孕妇若计划行结肠镜检查需要面临以下几方面问题:①无法使用麻醉药、止痛药等药物,无法进行无痛内镜;②子宫压迫肠道,容易产生疼痛等症状,可能影响检查及增加检查风险;③如果出现并发症,用药方面可能受限;④泻药的影响等。

鉴于上述诸多方面的问题,通常不建议孕妇进行结肠镜检查,尤其是以体检为目的的检查,如果在预约结肠镜期间发现怀孕,如无特殊情况也同样建议延后检查时间。但如果存在便血、黑便等症状怀疑肿瘤等肠道病变,则在充分评估病情需要及相关风险后,判断是否需要在妊娠期间行结肠镜检查。如果出现消化道大出血等急症,应联合多科室共同判断是否需要终止妊娠,以及采取何种方式进行治疗(内镜、介入或外科等)。

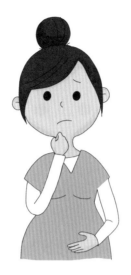

▌老年人做结肠镜的注意事项

1. 肠道准备

老年人胃肠功能可能较弱，容易伴有便秘等症状，术前进行肠道准备服用泻药后，更容易出现恶心、呕吐、腹痛等不良反应，也更可能出现肠道准备效果欠佳等情况。因此，对于老年人，需要根据老年人的具体情况酌情调整肠道准备方案，如延长检查前进食少渣饮食的时间，根据肠道准备的效果（大便情况）酌情增加泻药服用剂量，对于不耐受泻药者更换泻药种类等。

2. 检查风险

老年人进行结肠镜检查的风险更高。一方面，老年人的身体较弱，进行结肠镜检查或结肠镜下治疗后，更容易出现出血、感染等并发症，术后恢复较慢；另一方面，老年人易患有慢性疾病，且具有更高的心脑血管疾病风险，因此在结肠镜检查中出现急性心脑血管事件（如心肌梗死、

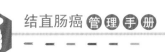
脑卒中）或不耐受检查的危险性较高，并且如果进行无痛内镜也会有较大的麻醉风险。因此，老年人进行结肠镜检查前，需要更加详细的检查评估及病史询问，以便于充分评估检查或治疗的风险。

3.结肠镜检查的必要性

由于上述风险，老年人进行结肠镜检查前同样需要进行风险评估，并判断是否有必要进行结肠镜检查。老年人个体差异较大，检查意愿强烈、身体状况好、无基础疾病的老年人，可以酌情考虑行以体检为目的的检查，但基础疾病多、一般情况较差或者年龄很大的患者，仅为体检行结肠镜检查需慎重。如果为急症或者怀疑消化道出血、肿瘤等情况，则需要医生结合患者病情和身体情况，在获益大于风险时酌情考虑行结肠镜检查。

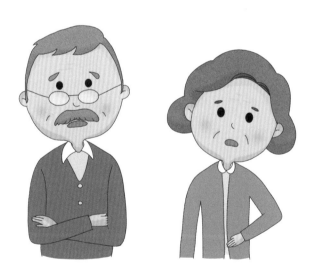

▌ 其他特殊人群做结肠镜的注意事项

患有较多或较复杂基础疾病，如高血压、冠心病、脑血管病等慢性病的患者，进行结肠镜检查时需要充分评估风险，在病情需要时酌情进行。

但需要注意的是，如果患有较为严重的疾病，如心肺功能不全、严重高血压、严重的心脑血管疾病，有严重出血倾向的患者，在非紧急情况不推荐进行结肠镜检查。

肠子可以染色吗？

▍所谓染色内镜检查

随着结肠镜检查的普及和技术的进步，有时会发现有些病变通过普通结肠镜检查难以确定，或者发现了病变，但需要更详细的信息来决定进一步的治疗方式。这时候就需要一些辅助手段帮助我们更准确地进行诊断和治疗。"给肠子染色"，即所谓染色内镜，是其中很有用的一种方法。

▍染色内镜检查的优势

并不是每次结肠镜检查都需要进行染色，在多数情况下，普通结肠镜检查就可以发现包括息肉、溃疡等在内的各种结直肠病变，仅在某些疑难的情况下，才会选择进一步染色帮助我们诊断。大致来说，我们通常会在如下几种情况考虑染色内镜。

1.病变小或者扁平，在普通内镜检查时"看不清楚"

有一些早期病变和周围正常的肠黏膜很相似，难以区分。尤其是当这个病变十分平坦，并没有明显凸出或者凹陷时，可能难以看清。但即使病变很小，我们仍然不能放过，因为有些情况下，即使很小的病变也有成长为肿瘤甚至癌症的风险。在这时染色能够帮助我们"看清"病变，从而明确可疑的异常改变是不是病变，是否需要进一步取活检或者切除。

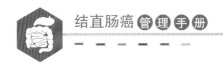

2.肿瘤性病变，需要判断是良性还是恶性

发现结直肠病变时，通过结肠镜对息肉进行观察，经常可以初步对息肉的性质进行判断，是不是炎症、良性肿瘤还是癌变组织，是不是早期病变等。但有时仅通过息肉大小、形态等信息难以区分，就需要其他方法的帮助。有些情况下取病理可以达到这个目的，而有时取病理可能影响接下来的治疗操作，染色就成了更好的方法。染色能够让我们获取到更多的信息，帮助判断病变的良恶性，从而制订相应的治疗方案。

3.难以判断病变的范围

发现需要进一步切除的病变后，首先需要了解病变的范围才能够确保完整地切除，有时病变的边缘和周围正常的结直肠很相似，普通内镜难以确定边界。为了更好地确定病变的范围，就可以进行染色，因为经过染色更容易看清病变的边缘，这样就可以尽量做到既能完整切除病变，又不增加创伤。

▎染色能够协助诊断的疾病

和人体内的其他组织和器官一样，结肠同样是由细胞这一基本结构组成的，细胞的排列会在结直肠黏膜上形成一定的"纹理"，也就是结肠血管和腺体的排列。如有结肠黏膜发生病变，这些纹理就会发生变化，并且不同程度的病变会表现出不同的特点。在普通结肠镜下，无法看到这些"纹理"，通过染色可以将这些细胞结构显现出来，有病变的部分和周围形态不一致，以区分出是否存在病变，并勾勒出病变的边界。同样的，医生识别出染色后病变表面的特征，就可以在一定程度上判断病变的性质、恶性程度等，虽然精确度不可能达到病理检查的准确程度，但也能够为诊断和治疗提供参考。

▌染色剂对人体的危害

结肠镜染色使用的染色剂包括亚甲蓝、靛胭脂等，以内镜下喷洒局部病变的方式进行染色，基本不会吸收进入血液循环，染色剂均为医疗用品，进行内镜下染色没有毒性，且染色操作相对简单，和普通结肠镜相比，没有额外需要进行的术前准备，可以放心进行。

结肠镜有哪些风险？

近年来伴随结肠镜检查及结肠镜下治疗的普及，风险就成了一个逐渐引起大家关注的话题。结肠镜下病变切除不会留下体外伤口，且出现风险的情况不常见，所以有时这一问题容易被人们忽略。但实际上即使是最普通的结肠镜检查，也存在一定的风险性，需要我们充分知晓，并尽量减少这些危险发生的可能。

▌普通结肠镜检查也有风险

只要进行结肠镜检查，无论是普通的体检、息肉的切除还是更为复杂的结肠镜下治疗，都会存在一定并发症发生的可能，如出血、肠道损伤甚至穿孔等，由于肠道厚度较薄，较为脆弱，且结肠镜本身是硬质结构，结肠镜与肠道的摩擦有可能导致肠道一定程度的损伤，从而出现上述并发症。由于风险的存在，无论在结肠镜设计还是操作过程中，都采取了重组措施，尽量减少危险性，整体来说结肠镜检查是比较安全的操作。但任何

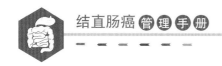

医学检查治疗都无法完全规避风险，但要做到在不过度害怕的同时，也要知晓这些问题的存在，一旦出现并发症可以正确应对。

在内镜下切除息肉、肿瘤或者在肠道有病变、全身疾病比较多的情况下进行结肠镜检查，都会增加结肠镜并发症发生的可能性，这时就需要具有风险意识，同时做好术前准备和术后观察，尽量降低风险带来的影响。

▌无痛内镜的风险

为了减少痛苦，或者因为病情需要，有时会采用无痛内镜的方式进行检查或内镜下治疗。无痛内镜就是在检查时进行麻醉，而麻醉就会带来相关的一些潜在风险，如麻醉药物过敏、麻醉中呼吸困难等。因此，在进行无痛结肠镜检查前，都会由麻醉医生进行详细的麻醉评估，来减少麻醉相关风险的发生，麻醉医生评估的部分内容来源于病史的询问，一定要认真倾听并如实回答，以免影响麻醉评估的结果。

▌结肠镜下治疗的风险

在结肠镜下切除活检、息肉和肿瘤等病变，相当于一个小型的手术操作，会对肠黏膜造成不同程度的损伤，从而增加出现出血、穿孔、感染等并发症的危险，通常来说危险性随着病变大小和复杂程度的增加而升高。对于这些风险，一方面，操作医生会采取止血和封闭创面等方法尽量减少并发症的发生；另一方面，也需要患者遵循术前准备和术后饮食方面的指导，并关注自身的症状，达到减小风险和及时处理并发症的目的。

▌特殊人群的风险

老年人、孕妇、合并有其他疾病（如冠心病、脑血管疾病）等特殊人群进行结肠镜检查，较健康人具有较高的风险。一方面，因为结肠镜检查对患者也有一定的刺激，可能导致（如心肌梗死、脑梗死等）心脑血管事件更容易发生，或导致其他身体疾病的加重；另一方面，特殊人群自身的一般情况较弱，可能更容易出现结肠镜并发症。这一情况下，则需要由医生来判断结肠镜检查或治疗对于患者病情的帮助，如果确实需要进行结肠镜检查，有时可能需要承担一定的风险以达到最终使患者获得更大收益的目的。

▌减少结肠镜并发症的危害

上文中提到了很多方面的风险和并发症，虽然现代医学不能完全避免这些情况的发生，但我们可以尽可能地降低这些并发症带来的损害。

首先，并发症的发生通常伴随着一些主观症状的出现，在进行结肠镜检查后，需要更加关注自身的一些异常，如出现了肠道出血，通常会有便血或是大便变黑等症状；穿孔则通常伴有剧烈的腹痛、发热，出现这些症状需要立刻就诊，尽可能及时处理。

其次，在进行结肠镜检查或治疗前后，医生都会根据患者的情况和进行的操作种类对饮食等注意事项提出一定的要求，如术前的肠道准备、术后不能吃饭喝水的时间、进食种类等，尤其是息肉或肿瘤切除后，有时在病变较多或较大的情况下，限制饮食时间较长，一定要严格遵守这些饮食要求，提前进食或者进食不适当的食物都可能增加术后并发症的发生风险。

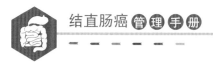

▌警惕出现并发症

在结肠镜检查或治疗前，需要充分认识可能出现的风险（尽管有时可能性并不高），这样可以让我们对可能发生的风险有所准备。若检查或治疗后出现不适症状不要恐慌，多数并发症都有应对的解决办法。我们需要做的是在住院期间及时呼叫医生或护士，在家则及时去医院就诊，尽早明确是否发生了并发症，并及时进行适当处理。

放大内镜筛查早癌的优势有哪些?

多年来的经验告诉我们，由于分辨率低等原因，应用常规内镜技术仍然很难发现胃肠道的微小病变或平坦病变，不能将它们与正常的黏膜区分开来，因此对于早期癌和微小癌采用常规内镜检查很容易漏诊。

▌常规内镜难以发现早癌的对策

人们经常使用放大镜来观察物体的微小细节，那么是否可以将放大效应应用到肠黏膜的观察上呢？随着结肠镜设备、技术的升级和更新，放大内镜应运而生。放大内镜检查就是在普通电子结肠镜镜头端安装变焦镜头，使消化道微小病变放大 1.5 ～ 200 倍的消化结肠镜检查方法，可以实时放大内镜图像。放大内镜可以弥补常规内镜分辨率低的不足，清晰地观察到常规内镜无法观察到的黏膜细节，如消化道黏膜表面腺管开口、微血管等微细结构的改变，在一定程度上区分炎症性、增生性、腺瘤性、不典型增生性和癌性病变，同时可以明确病变浸润范围，有助于提高活检的准确性。放大内镜可用于诊断平坦型和凹陷型病变、识别溃疡性结肠炎的异型增生和疾病严重程度、区分息肉类型等，在消化道疾病尤其是早期肿瘤诊断方面有独特的优势。放大内镜的检查结果可为制订下一步治疗计划提供依据，帮助医生判断是否可以行内镜下黏膜切除或病变剥离，或者是否需要选择外科手术。因此放大内镜是筛查早癌的福尔摩斯。

需要使用放大内镜技术的肠道黏膜病变

常规结肠镜检查是识别结肠微小病变和早癌病变，提高早期结直肠癌发现率的基础。常规结肠镜检查必须将大结肠镜从肛门深入到回盲部，在复杂折叠扭曲的肠道内腔里全面准确地观察肠黏膜并不容易，也无法对所有黏膜进行放大观察。因此，在常规结肠镜检查时需要格外关注结肠黏膜发红、苍白、血管网消失、自发出血、无名沟中断、病变周围白斑中央凹陷、表面凹凸不平及肠壁轻度变形等局部病变，必要时采用放大内镜仔细观察黏膜腺管开口及微血管形态，做到有的放矢。

因此，对于常规结肠镜检查发现可疑病灶、已诊断消化道肿瘤癌前病变的患者需要内镜监测和随访，对于内镜治疗前需要评估病变范围和浸润深度的患者可使用放大内镜技术进一步深入检查。

放大内镜检查的禁忌证

放大内镜检查的禁忌证与普通结肠镜一样，有严重的心、肺、肾、脑功能不全及多脏器衰竭者，精神异常者、意识障碍不能配合者及消化道急性穿孔者等不能进行放大内镜的检查。

放大内镜检查前患者需要做的准备

在放大内镜检查前患者和家属需要充分知晓放大内镜的操作目的及

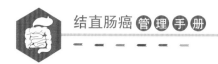
可能出现的并发症和风险，签署知情同意书。另外，肠道检查前患者需严格进行肠道准备，去除肠腔内小的粪块或食物残渣，必要时可加用东莨菪碱等解痉药物减少胃肠道的蠕动，防止过多的蠕动干扰内镜的检查结果。

▌放大染色内镜的优势

放大染色内镜是在放大内镜检查的过程中局部应用特殊的染色剂或染料改善组织定位，使黏膜的结构在放大内镜下更加清晰，使病变部位与周围的对比加强，轮廓更加清楚，有助于提高临床微小病变和早癌的检出率。常用的染色剂包括复方碘、亚甲蓝、甲苯胺蓝、刚果红、靛胭脂等，不同染料对特定组织的染色特征存在差异。

近几年随着消化内镜技术的迅猛发展，放大内镜与电子染色相结合的技术为早癌筛查开辟了新的领域，让消化道早癌无处藏身。结肠平坦型病变是大肠早期癌变和癌前病变的主要形态，平坦型病变比隆起型病变更具有恶性倾向。大肠平坦型病变在普通白光内镜下容易漏诊，电子染色技术与放大内镜可实现光学图像增强，既能清晰显示消化道黏膜表面的细微形态，有效鉴别肿瘤性与非肿瘤性病变的表浅结构差异，以便在病理诊断前对病变的恶性程度和浸润深度进行初步评价，又可使一些普通结肠镜难以发现的病灶突显出来，更加精确地引导活检。放大内镜诊断消化道早癌及癌前病变的优势显而易见，操作简便，耗时少，对内镜下病情的诊断、预后判断及治疗方案的选择等均具有重要意义。

放大内镜可以清晰地观察消化道黏膜表面腺管开口、微血管等微细结构的改变，有效鉴别肿瘤性与非肿瘤性病变，以便对病变的恶性程度、浸润深度进行初步评价，对内镜下病情的诊断、预后判断及治疗方案的选择等均具有重要意义。

"B 超"可以做到肠子里吗？

B 超检查广泛应用于临床，安全便捷

B 超，即 B 型超声，由于其频率超过了人类的听觉范围（20 ～ 20 000 Hz），故称为超声波。超声和普通的声音一样，能定向传播，穿透物体表面，一部分声波被组织吸收，另一部分被反射，特别是在组织界面，超声波具有较强的反射，这些较强的反射信号被捕获用于重建组织器官的外貌及内部构造。适用于身体检查的超声频率一般在 2 ～ 15 MHz。

B 超检查具有瞬时成像、操作相对简单、无电离辐射（对未出生的胎儿也安全）、检查费用少等优点，在临床上应用广泛，适用于有明显界面的实质器官，如肝、胆、肾、膀胱、子宫、卵巢、前列腺等多种脏器。在临床成像中，超声的探头会直接接触于皮肤表面，探头和皮肤中间涂有耦合黏液以便超声信号在探头和组织器官之间的传输。但是，B 超的另一个特点是很难穿透空气，所以难以探测含气性器官，如肺、胃、肠及腹部内深部组织等。近年来内镜技术快速发展，已经达到"无孔不入"的境界。为了使用超声检查胃、肠等空腔脏器，科研人员成功地把内镜技术和超声技术结合在一起，超声内镜这一新的检查方法应运而生。

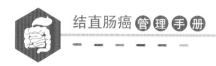

▌超声内镜与普通内镜的不同之处

很多人有疑惑，为什么做完胃、结肠镜检查后医生还建议进一步做超声内镜检查呢？普通胃、结肠镜的作用主要是检查胃、肠道黏膜的病变，如炎症、息肉、肿瘤等，这些黏膜病变往往内镜下直视可见，对于可疑病变甚至可以内镜下取活检，从而达到诊断的目的。但是，如果消化道里有一个黏膜下隆起型病变，而表面黏膜却是正常的，我们便无法判断病变的性质，这时候就要做超声内镜检查。超声内镜是一种集超声波与内镜检查为一体的医疗设备，它将微型高频超声探头安置在内镜前端，当内镜进入消化道后，既可以直接观察黏膜表面及腔内形态，又可进行实时超声扫描，以获得管道壁各层次结构特征及周围邻近脏器和血管的超声图像，等于在消化道内部做超声检查。

▌结直肠病变需要做的超声内镜检查

1. 确定结肠黏膜下肿瘤的起源与性质

结肠肠壁分成五层，超声内镜可分辨黏膜下肿瘤的生长层次。对于在结直肠生长的黏膜下肿瘤，超声内镜通过肿瘤起源层次、大小、回声特点等初步判定肿瘤性质，并可鉴别隆起病变是否为黏膜下肿瘤或为壁外病变压迫所致。

2. 早期结直肠癌术前评估

局限在黏膜层的肿瘤和没有淋巴转移的黏膜下层早期结直肠癌可以进行内镜下切除。患者进行内镜治疗之前需要应用超声内镜扫查病变，判断浸润深度，明确结直肠癌的术前分期，为早期结直肠癌的内镜下切除提供保障。

3. 判断进展期结直肠癌的 TNM 分期

对于进展期的结直肠癌可进行较准确的术前 TNM 分期，以便于制订手术方案或进行术前新辅助放化疗。超声内镜判断肿瘤浸润深度及诊断壁外淋巴结肿大较准确，优于腹部 CT 等影像学检查。

4. 超声内镜引导下穿刺

结肠黏膜下肿物，尤其是恶性、潜在恶性的间质瘤或来源性质不明，以及邻近肠道（如前列腺、卵巢等）组织器官的病变，可以在超声内镜引导下进行穿刺，既属于诊断性手术，也可用于治疗，目的是获取细胞或组织行病理学检查，或将药物、器械导入目标器官、组织进行治疗。

结直肠超声内镜检查的术前准备及注意事项

结直肠超声内镜与普通结肠镜的术前准备是一样的，需要肠道准备：应在手术前 1 ~ 2 天开始进流质饮食，服用导泻剂清洁肠道；完善血常规、肝功能、传染病、凝血功能及心电图等相关检查；停用影响凝血的药物。

检查时医生会通过结肠镜向肠腔内注入一定量气体以便于观察。超声内镜插入消化道后，可采用直接接触法、水囊法及水囊法合并无气水充盈法对胃肠道黏膜下病变、肿瘤及邻近脏器进行扫描检查。由于结肠结构迂回曲折，检查过程中被检查者可能有不同程度的胀痛或牵拉感觉，只要被检查者能够镇定地按照医生的嘱咐积极配合，绝大多数人可耐受并完成检查。过分紧张或高度肠痉挛的被检查者需要使用镇静剂或解痉药物；不能配合的小儿需要在麻醉下进行。检查结束前将注入的气体吸出，大多

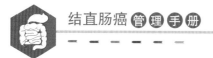

数人没有明显不适。如未发现病变及未进行治疗，受检者可正常活动和进食。

　　超声内镜是将内镜和超声相结合的消化道检查技术，既可以直接观察消化道黏膜病变，也可以获得胃肠道层次结构的组织学特征及周围邻近脏器的超声图像。对明确结直肠癌的术前分期及早期结直肠癌的浸润深度，把握内镜下微创治疗的适应证起到了重要作用。结直肠超声内镜检查较安全，术前准备及注意事项同普通结肠镜检查，无须特殊处理。

做不了结肠镜检查怎么办？

▌结肠镜检查的禁忌证

　　结肠镜检查是结直肠癌筛查最直接有效的手段，结肠镜不仅可以直接检查肠道，还可以对病变进行内镜下治疗。结肠镜检查相对安全，大多数的患者都能耐受，但是它毕竟属于有创检查，有一定的禁忌证。

　　1. 相对禁忌证

　　妊娠、腹腔内广泛粘连、各种原因导致的肠腔狭窄、慢性盆腔炎、肝硬化腹水、肠系膜炎症、高度脊柱畸形、肠管高度异常屈曲及癌肿晚期伴有腹腔内广泛转移者等，如果必须检查，应由有经验的术者小心进行；对于重症溃疡性结肠炎、多发性结肠憩室的患者应在看清肠腔后进镜，勿用滑进方式推进结肠镜；在对曾做过腹腔尤其是盆腔手术、曾患腹膜炎及有腹部放疗史的患者进镜时宜缓慢、轻柔，发生剧痛则应终止检查，以防肠壁撕裂、穿孔；体弱、高龄的患者，以及有严重的心脑血管疾病、对检查不能耐受者，检查时必须慎重；肛门、直肠有严重化脓性炎症或疼痛性病灶，如肛周脓肿、肛裂等，对检查不能耐受者，检查时必须慎重；对小儿及精神病患者或不能合作者不宜施行检查，必要时可在全身麻醉下施行；对消化道出血而血压未稳定者、血色素低于 50 g/L 者，待纠正休克、补足血容量后再做结肠镜检查。

2. 绝对禁忌证

严重心肺疾病，如严重心律失常、心肌梗死急性期、重度心力衰竭、哮喘发作期、呼吸衰竭不能平卧者，怀疑出现或者已经出现休克、肠坏死等危重患者，巨大腹主动脉瘤、脑梗急性期、脑出血患者，烈性传染病患者，不建议做结肠镜检查。

▌结肠镜检查的替代检查方式

如果患者做不了结肠镜检查，其实还有一些替代计划。

1. CT 结肠成像

CT 结肠成像的基础是利用螺旋 CT 采集数据后，再利用计算机图像后处理技术重建结肠的二维和三维图像，从而达到诊断结肠疾病的目的。

（1）检查前准备

①肠道准备：CT 结肠成像成功与否与肠道准备情况密切相关，一般要求肠道清洁、干燥、充分扩张，按结肠镜和结肠气钡双重造影检查要求清洁肠道。肠道准备的好坏直接影响检查结果，如果有粪渣和液体残留，会掩盖部分病灶或误认粪渣为病变。此外，还要注意肠梗阻患者禁止应用导泻剂。

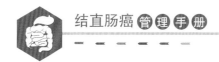

②低张剂的使用：检查前 10 分钟肌内注射 10 mg 山莨菪碱降低胃肠道张力，抑制肠蠕动，减轻肠痉挛，改善肠道扩张，从而提高图像质量。注意颅内压增高、脑出血急性期、青光眼、幽门梗阻、肠梗阻及前列腺肥大、对本品过敏和尿潴留者禁用。

③检查体位：一般采用仰卧位，也可以联合仰卧位和俯卧位，使肠腔内液体或气体均匀分布，也有利于萎陷肠管的复张，提高敏感度，降低假阳性、假阴性率。

④肠腔内对比剂的应用：检查时要求肠管充分扩张，必须向肠腔注入一定量的对比剂，包括低密度对比剂（空气、CO_2 和脂类液体）、等密度对比剂（水）、高密度对比剂（有机碘溶液和稀释钡剂）。一般根据患者的耐受程度，左侧卧位，经直肠导管（最好为带气囊导管）注入空气 1000 ～ 2000 mL。

（2）CT 结肠成像的优点和缺点

CT 结肠成像的优点具有检查快捷、安全、耐受性好、几乎无严重并发症等优点，肠腔狭窄患者也能完成结肠成像，在显示肠管本身病变的同时还能显示肠腔外情况。CT 结肠成像的缺点要求肠道清洁度高，对于直径 < 5 mm 的病变及扁平病变敏感度低，容易漏诊；不能显示肠黏膜充血、水肿情况，对炎性病变的检测具有一定局限性；不具备结肠镜的治疗和活检作用；具有一定电离辐射。

2. 胶囊内镜

胶囊内镜又称智能胶囊消化道内镜系统，大小、形状类似药物胶囊，内置摄像装置与信号传输装置。检查时穿戴好数据记录仪，受检者吞服胶囊后可进行一般活动，避免剧烈运动或进入强磁场区域，以防图像信号受到干扰。这颗胶囊随消化道蠕动前行，一路上拍摄消化道内的图像，图像数据无线传输给体外的图像记录仪。胶囊内镜都是一次性使用的，吞服的胶囊将随粪便排出体外，无须回收。完成检查后，将数据记录仪中的图像资料转移至工作站中，并由相关软件处理，由医生对拍摄图像进行分析，诊断消化道疾病。

（1）胶囊内镜检查的优势与缺陷

胶囊内镜有两大优势：①只需吞服，无须"插入"，患者更容易接受；②一次性使用，不存在交叉感染的问题。由于胶囊内镜克服了传统内镜检查需要将内镜插入体内的情况，可谓方便、无创、无痛苦的检查，因而广受欢迎。

胶囊内镜也存在一些缺陷：①有一定的拍摄盲区，不能全方位检查肠腔，会导致一定的假阴性结果。对于结直肠癌高危患者，胶囊内镜的特异度较高，但是敏感度相对低。②当消化道存在结构异常，如大的溃疡、肠壁憩室、肠腔狭窄时，胶囊内镜有卡在溃疡、憩室或狭窄部位无法通过、滞留的风险，需要依靠其他手段，如传统内镜甚至手术取出。所以，肠腔狭窄的高危患者不宜行胶囊内镜检查。③价格偏高。结肠肠腔较宽广或结肠的清洁度差也会影响其检查效果。

对由于各种原因未能完成完整结肠镜检查的患者，胶囊内镜可以作为有效补充方法。

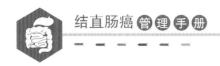

（2）胶囊内镜检查的适应证与禁忌证

适应证：①需要接受结肠镜检查，但不能耐受或条件不允许者；②结肠镜检查无法到达回盲瓣，同时无消化道梗阻者；③用于溃疡性结肠炎患者的随访，以指导治疗。

禁忌证：①已知或怀疑胃肠道存在梗阻、狭窄及瘘管者；②有心脏起搏器或其他电子仪器植入者；③吞咽障碍者；④孕妇；⑤无法行腹部手术者。

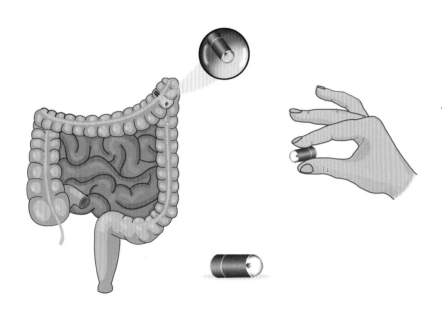

对于小部分无法行结肠镜检查的患者，可以行 CT 结肠成像和胶囊内镜检查，需要注意的是这两种检查都存在一定禁忌证，需要详细分析患者的具体情况，合理安排检查方式。

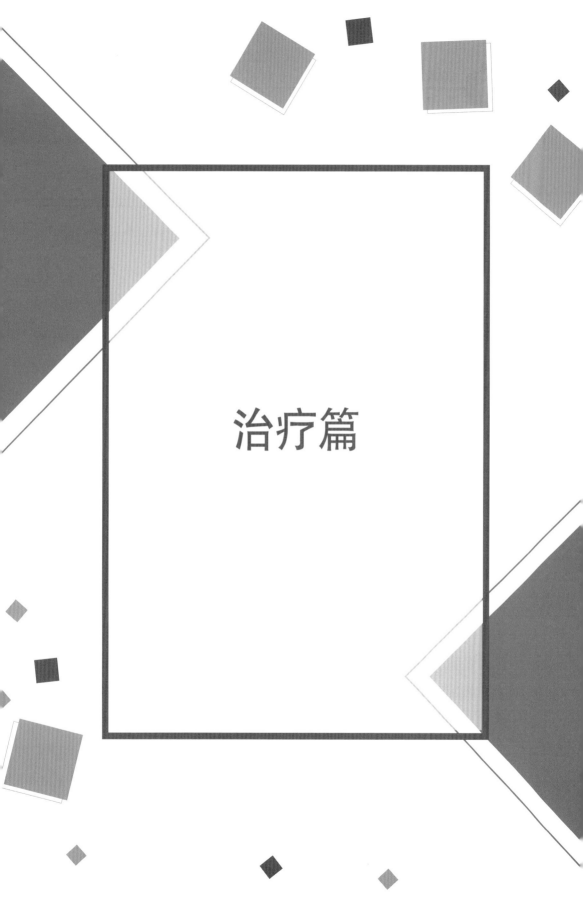

治疗篇

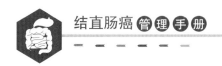

内镜下治疗

结直肠息肉都要治疗吗？

结直肠息肉不都是肿瘤

所谓结直肠息肉，就是肠道黏膜细胞增生突向肠腔形成的局限性隆起，是常见的肠道疾病之一。结直肠息肉患者通常无症状，由于息肉的大小及生长部位不同，患者可能出现出血而致黑便、便血，或因息肉过大而导致肠道阻塞，并发肠梗阻的症状，如腹痛、停止排便排气等。

我们把向肠腔内突起的病变，在未确定病变的性质之前都叫作结直肠息肉。通过内镜下活检或切除后病理检查可以明确息肉的性质。根据病理类型，结直肠息肉可以分为炎性息肉、错构瘤性息肉、锯齿状息肉及腺瘤性息肉。其中炎性息肉和错构瘤性息肉均为良性息肉；锯齿状息肉是一组具有不同恶性潜能的息肉，其与腺瘤性息肉都属于肿瘤性息肉。所以说结直肠息肉并不全是肿瘤。

结直肠还有一些息肉样病变包括脂肪瘤、平滑肌瘤、血管瘤、纤维瘤、肠壁囊样积气症、神经内分泌肿瘤、直肠类癌和转移灶等。这些黏膜下病变也会导致黏膜呈息肉样表现，需要在结肠镜检查时予以鉴别，有时需要辅以超声内镜进一步明确。

结直肠息肉恶变的危险因素

腺瘤性息肉一般没有症状，常在结肠镜检查中发现。大部分小型腺瘤性息肉生长缓慢（平均每年增长 0.5 mm），极少数腺瘤性息肉经过 5～10 年会进展为结直肠癌。腺瘤性息肉发展成恶性肿瘤的危险因素包括管状腺瘤 > 10 mm、伴高级别上皮内癌变、伴绒毛成分、锯齿状息肉伴异型增生、传统锯齿状息肉。当患者的息肉数量 ≥ 3 个时，其发展为结直肠癌的可能性会增加。

结直肠息肉的治疗方式

1. 炎性息肉

炎性息肉是非肿瘤性黏膜隆起物，多在肠黏膜局部或弥散炎症损伤再生后形成，本质由上皮细胞、间质细胞和炎症细胞构成，无恶变潜能，如无出血、梗阻等症状可不予切除，针对炎症本身给予基础治疗即可。

2. 错构瘤性息肉

错构瘤性息肉是由该部位正常存在的组织生成的紊乱肿块，包括幼年性息肉、Peutz-Jeghers 息肉等。幼年性息肉通常为孤立病变，不会增加结直肠癌风险，无症状者无须切除。但若出现出血或引起梗阻，建议内镜下切除。Peutz-Jeghers 息肉通常为良性，但可进行性生长，继而产生症状甚至恶变，应予切除。幼年息肉综合征和 Peutz-Jeghers 综合征患者结直肠癌的患病风险增加，建议首先内镜下切除。结肠切除术和回肠直肠吻合术或者直肠结肠切除术和回肠贮袋—肛管吻合术的适应证包括息肉相关症状、肿瘤形成或息肉无法用内镜处理时。

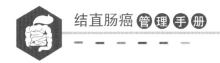

3.锯齿状息肉

锯齿状息肉往往伴有异型增生，处理原则类似于腺瘤性息肉，建议内镜下完整切除并根据息肉的病理特征决定后期监测的方式。

4.腺瘤性息肉

所有腺瘤性息肉都有一定程度的异型增生，属于癌前病变，均应完整切除。根据息肉的大小、形态，内镜医生会选择合适的切除方式，如活检钳钳除、圈套切除、内镜下黏膜切除或内镜下黏膜剥离术等。如果内镜不能切除，则需考虑外科手术切除。

所以，并不是所有结直肠息肉都是肿瘤，也不是所有结直肠息肉都需要切除。结肠镜检查是发现、诊断结直肠息肉最好的方式。内镜下息肉切除是结直肠息肉切除的首选方式。

结直肠息肉癌变选择内镜治疗还是外科治疗？

如何判断结直肠息肉是否发生了癌变

结直肠息肉是结肠最常见的病变之一，部分结直肠息肉是肿瘤性息肉，并存在癌变的可能。其实，大部分结直肠癌是由肿瘤性息肉恶变而来的。因此在发现结直肠息肉后，首先需要明确息肉的性质及有无发生恶变。那么我们该如何知道息肉是否已经发生癌变呢？最常用也是最有用的方法当然就是做结肠镜检查。随着技术的发展，在结肠镜检查过程中，医生会根据需要和实际条件选择合适的手段去评估结直肠息肉的性质，不仅有传统的白光内镜，还有放大内镜、色素内镜、电子染色内镜，甚至是共聚焦显微内镜等。通过这些技术手段结合医生的经验，可以将大部分病灶的性质，甚至是病灶浸润的深度判断得"八九不离十"。当然，这一步是对于病灶的预测，要想明确病灶的性质，还需要在结肠镜下对病灶进行活组织检查，再将标本送至病理科，病理科医生最终会对病灶性质做出最终的诊断。

▌息肉癌变的治疗方式

发生癌变的结直肠息肉称为结直肠癌。结直肠癌该选择何种治疗方式完全取决于其分期早晚。我们可以简单地将结直肠癌分为早期结直肠癌和进展期结直肠癌，分期的依据是结直肠癌的浸润深度。

一般将结肠分为 5 层，由肠腔往外分别是黏膜层、黏膜肌层、黏膜下层、固有肌层、浆膜层。结直肠癌发源于第 1 层黏膜层，并会逐渐向深层浸润，将浸润不超过前 3 层的结直肠癌称为早期结直肠癌，而浸润达到第 4 层甚至以外的病灶则是进展期结直肠癌。

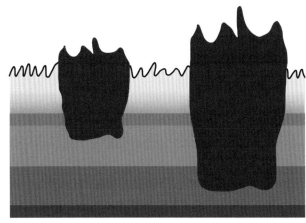

第1层 黏膜层
第2层 黏膜肌层
第3层 黏膜下层
第4层 固有肌层
第5层 浆膜层

早期癌　　　　　　进展期癌

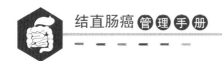

进展期结直肠癌，只能选择外科手术，甚至放化疗；而早期结直肠癌有内镜下切除可能。内镜医生在制订治疗计划前，会根据患者的具体情况，选择精查内镜（如放大内镜、色素内镜、电子染色内镜等）、超声内镜、腹部及盆腔 CT、核磁等检查对病灶进行全面评估，主要是评估病灶浸润深度及有无淋巴结转移等，明确其是否适合行内镜下切除，并决定选择何种切除手段。

■ 早期结直肠癌内镜切除的优势

与传统外科手术相比，内镜下切除具有创伤小、并发症少、恢复快、住院时间短、费用低、术后生活质量高等优点，且内镜下治疗效果与外科手术疗效相当。所以，我们要尽量早期发现结直肠癌，合适的病灶早期通过内镜下微创治疗可以达到治愈效果。

结直肠息肉及息肉癌变内镜下治疗有哪些方式？

结直肠息肉是消化内科的常见病。结直肠癌多会经历正常黏膜→黏膜增生→腺瘤→癌变的过程，80% ～ 95% 的结直肠癌由结直肠息肉发展而来。因此，干扰结直肠癌的发展过程，切除具有恶变潜能甚至恶性息肉是预防进展期结直肠癌的一大手段。内镜下结直肠息肉及早期结直肠癌治疗技术具有微创的特点，近年来也变得日益成熟。

■ 冷 / 热活检钳钳除术

活检钳钳除术是内镜下治疗常用的方式，分为冷活检钳钳除术和热活检钳钳除术两种形式。

冷活检钳钳除术是指在发现息肉后使用活检钳夹住息肉，然后向上提拉，把息肉从周围正常组织分离出来的方法。这种方法具有简单易行的特点，在内镜检查的过程中便可以完成，但使用冷活检钳钳除术后，周围的结肠黏膜组织仍然可以发现息肉组织残留，不全切除率较高，可能导致结直肠息肉复发率的增高，甚至结直肠癌的发生，所以这种方法主要应用于直径为 1 ～ 3 mm 的小息肉。钳除后的组织可以送病理检查以确定其性质。

热活检钳钳除术是指在钳住息肉组织后通以高频电流进行灼烧，理论上可以灼烧残余的病变并且进行钳夹创面止血。但在实际的临床应用中，我们发现这种手术方式并不能明显降低息肉的复发率。同时由于这种方法可获取的病理组织很少，很难对病变进行组织学定性，且不良事件发生率更高，所以临床上一般不推荐使用这种方法。

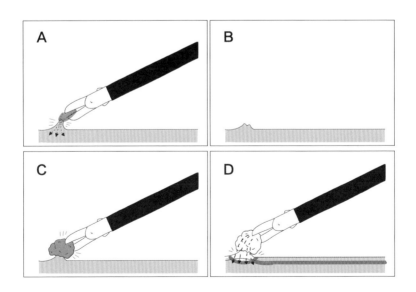

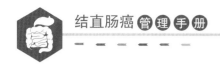

▌冷／热圈套器息肉切除术

冷圈套器息肉切除术是指从内镜的活检孔道伸出一个圈套器，将病变的根部套在圈套器中间，缓慢收紧圈套器，使用机械的力量将病变组织完整切除下来；热圈套器息肉切除术是将病变根部套在圈套器中间以后，使用电凝切除的方法将病变切除下来。从操作的过程中可以看到，这种方法对于有蒂的病变具有很好的效果，可以将其"拦腰截断"，是内镜下治疗的一大利器。

其中，冷圈套器息肉切除术由于缺少有效的止血手段，适用于出血风险相对较小的小型有蒂病变。对于较大的有蒂息肉，由于粗大的蒂中往往含有粗大的滋养血管，盲目使用圈套器切除往往会导致出血事件的发生。一些较大的出血即便使用电凝的方法也难以止血，所以，对于此类病变，在用圈套器切除之前，往往选择钛夹或者尼龙绳对蒂血管进行结扎与封闭，然后再在结扎平面以上进行切除，这样将会大大降低出血风险，相对安全。

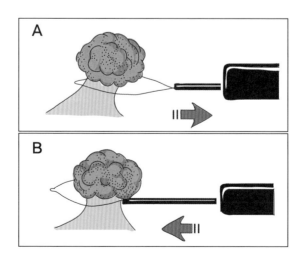

高频电刀电切术

结直肠息肉并非全为"瘦高"的长蒂息肉，那些"矮胖"的息肉一方面凭借其庞大的体积占据肠腔，难以操作；另一方面由于其短粗的蒂而使圈套器难以"套中"，这时，除了圈套器，还可以直接使用高频电刀对息肉进行离断，电凝住其中的血管，使用钛夹或其他手段封闭创面，这种方法称为高频电刀电切术，适用于体积巨大，而蒂短粗的息肉病变。

内镜下黏膜切除术及内镜下黏膜分割切除术

区别于带蒂病变，平坦型病变占据息肉甚至早期结直肠癌的很大比例。这种病变相对隐匿，在内镜下不易发现；又比较狡猾，容易向黏膜下的深层浸润，有可能转变为进展期结直肠癌；内镜下不易切除，极大危害着患者的生命健康。

直径 < 2 cm 的平坦型病变，一般内镜下黏膜切除术即可进行完整切除。发现息肉后，先使用注射针在病变基底部注射，形成液体垫，如果病变未向黏膜下层浸润就会被液体垫抬举起来，所以被形象地称之为"抬举征阳性"。一方面，抬举征阳性说明病变未向黏膜下浸润，对判断病变的良恶性、浸润深度具有很大意义；另一方面，黏膜下的注射可以增加病变的高度，当达到圈套器可以操作的高度后，可以通过圈套器的方法对被抬高的平坦型病变进行切除、分离，从而达到整块切除的目的，这种方法称为内镜下黏膜切除术。

内镜下黏膜分割切除术则是对内镜下黏膜切除术的改进，直径较大的平坦型病变或是侧向发育型肿瘤，由于病变面积宽广，一次套圈无法将

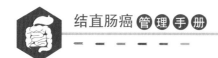

整个病变包含其中。我们选择对其进行分片切除，分别进行多次内镜下黏膜切除术，并将切除区域彼此交叉，以达到将病变全部切除的目的。内镜下黏膜分割切除术也有缺点，即不能得到完整的标本，无法进行病理检查判断病变是否完全切除，切缘是否干净，这为癌前病变甚至早期结直肠癌的复发留下了隐患。

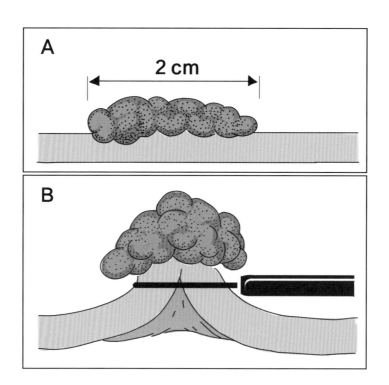

内镜黏膜下切除术

内镜黏膜下切除术是一种难度较大的内镜下治疗技术，主要切除黏膜层，甚至黏膜下浅层的浸润病变，病变的大小最早限定为直径 3 cm 以内。现在，越来越多的内镜医生探索着内镜黏膜下切除术更大的适应证。发现病变以后，内镜医生在病变环周做好标记，并进行黏膜下注射，将被液体垫抬举起来的病变从黏膜下一点一点地"片"下来，这种方法被称为内镜黏膜下切除术。这种术式的优点是可以实现较大、较深病变的整片剥离，剥离后的组织通过病理科医生对水平、垂直切缘的观察，可以确定是否将病变整块剥离干净，对指导患者的下一步诊疗具有很大意义；但内镜黏膜下切除术操作较复杂，对内镜医生的操作水平要求较高，出血、穿孔的并发症发生率较大，这也成了内镜黏膜下切除术发展的制约因素。

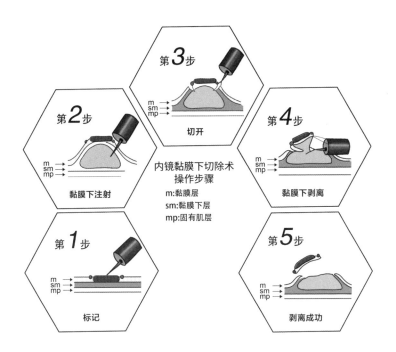

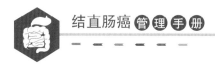

尼龙绳结扎术

并非所有的病变都需要整块切除后送到病理科医生手中进行病理定性，一些术前已经通过活检确定良性的病变可能由于体积巨大或位置刁钻导致手术难度很大。这种情况下，我们没必要冒着出血、穿孔的风险整块切除这些良性病变。内镜医生想出了尼龙绳结扎术的办法，将一根尼龙绳紧紧系在病变根部，将病变的滋养血管夹闭，巨大的病变自然会随着时间的推移慢慢缺血、坏死，然后从正常组织上脱落。这种方法虽然无法取得病理组织，但是降低了出血、穿孔等并发症的发生率，对于难以操作的良性病变而言，无疑是一种智取方法。

氩气刀凝固术

多用于治疗直径 5 mm 以内的息肉，并可作为其他治疗手段的辅助电凝方法。我们知道，氩气是一种相对惰性的气体，但在高频、高压作用下，可以被电离成氩离子，有极好的导电性，可连续传递电流以达到凝血、切割的作用。而分布在周围的氩气因为其惰性，可以隔绝工作时与周围氧气的接触，大大减少产热，从而减少正常组织的损伤，是一种相对安全的切割手段。

"发现一例早癌，挽救一个生命，拯救一个家庭"，这是每一个致力于早癌防治事业的消化科医生的目标及希望，有了以上"神兵利器"的辅助，内镜技术必将如虎添翼。

为什么息肉切了还需要追加手术？

古诗云"野火烧不尽，春风吹又生"，是叹服野草的强再生能力，正是因为大火没有烧掉野草的根，才会使得野草再次生长。有时候结直肠息肉组织就好比野草，而结直肠息肉切除术便如同除草，若没有实现"斩草除根"的效果，残存的息肉组织便会如野草一般随着时间流逝，逐步演变成危及健康的"毒瘤"。

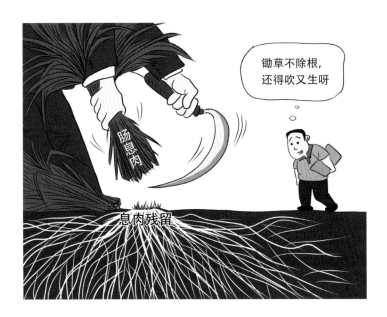

▌如何判断息肉是否被完整切除

如今迅速发展的内镜切除技术，大部分浅表，甚至早期的肿瘤性病变几乎均可以在内镜下进行切除，治疗效果及安全性都较好，还能减轻患者的创伤和经济负担，为患者提供了极大的便利。在日常的临床诊疗过程中，

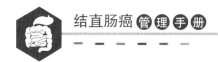

专业医生在内镜检查下发现息肉病变后，会结合不同的方法及经验判断息肉病变累及肠黏膜的范围和浸润深度，经过评估明确为可切除的病变后，医生会尽可能将病变完整切除。然而，仅凭医生在内镜下的观察和经验并不能达到100%的准确率，因此在内镜切除术后，为了评价切除效果，临床医生需要结合"金标准"——病理报告判断息肉是否被完全切除。切下的标本由专业人员经过一系列标准化处理后制作成多个层面的病理切片，病理科医生仔细观察标本切片并详细评估息肉恶性程度、侧边和底面切缘情况、病变内部血管、淋巴管受累等情况。以上任意一项结果异常则说明此次息肉切除术后病变有残留，病理报告中会有以下几种明确提示：①切下的标本在四周任意一个侧边切缘（侧切缘）和（或）底面切缘（基底切缘）存在病变残留，说明黏膜切缘处存在残留病变；②一般来说内镜切除的深度在黏膜下层以上，当发现标本内病变的生长已经突破了黏膜下层，说明病变部位的黏膜下层尚存在未切除的病变；③标本内的小血管和（或）淋巴管内存在病变残留，说明此时病变具有高度血管、淋巴管转移倾向；④标本中若存在恶性程度较高的病变（如未分化、低分化癌等），病变很可能突破黏膜下层或者累及血管、淋巴管，具有更高的转移风险，需要更加严格的处理。病变残留并不可怕，可怕的是不处理残留病变，这种情况下随着时间推移疾病必将复发，甚至进展到不可控制的地步。据临床研究数据统计，无论是切缘病变残留还是病变浸润过深导致息肉组织不完全切除，在术后第6、第12和第24个月，病变复发率可分别高达18.4%、23.1%和30.7%，未切除干净病变的复发率逐渐升高，必将对患者的生命健康造成危害。

▌需要追加手术治疗的患者可以选择的手术方式

为了防止病情复发、恶化，进一步改善患者生活质量，我们应该尽早发现潜在的残留病变并及时进行处理。一般来讲，根据病变残存的不同情况可采用不同的处理方法：①若权威病理报告评估仅存在侧切缘残留、基底切缘明确阴性的患者可尝试再次内镜下残留病变黏膜切除，但是有时会因为前次切除后形成的瘢痕组织导致内镜下再次切除失败，转而行外科手术切除；②明确存在基底切缘阳性的患者，则必须追加外科手术进行病变的彻底清除；③若病理报告提示出现高度恶性的病理改变，或者累及血管、淋巴管时，应及时寻求专科医生的帮助，联合化学药物等特定疗法进行治疗。

内镜下没有实现完全性切除的患者追加手术预后良好。据国内外临床研究统计，成功追加手术的病例术后47个月内的总体复发率不超过1%，此类患者的5年无病生存率高达96%，与那些内镜下顺利切除病变的患者预后几乎无差异。尽管第一次内镜切除没有达到理想的治疗效果，及时干预残留病变一样可以达到预期的疗效，并不会影响患者的健康和生存质量。

因此，内镜下切除息肉后，患者应该时刻关注自己的病理结果，若发现异常需及时复诊就医，尽早在医生的指导和建议下手术切除残余病变，实现根治，当然还应该及时复查、规律随访，将病变扼杀于萌芽之中。

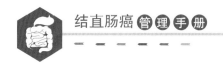
外科及其他治疗

不同部位的结直肠癌治疗方式一样吗？

随着人们健康观念的普及和医学检查手段的进步，尽早发现结直肠癌并及时采取有效的治疗手段已经成为大众关注的焦点。随着医学的不断发展，治疗结直肠癌的方法也不仅局限于外科手术切除这一种，不同的病情可以选用不同的方法治疗。

简单来说，我们可以把肠壁像汉堡包一样分层，位于黏膜层的结直肠癌通常为早期结直肠癌，局限于黏膜层的肿瘤向周围或远处转移的风险相对较低，可以通过结肠镜下切除的方式治疗；更深层的结直肠癌发生转移和向周围组织浸润的风险更高，内镜下切除很难根治，一般会选择外科手术清扫病变肠段及可能转移的淋巴结；如果结直肠癌已经发生了远处转移，如肝、肺等，通常会建议患者先行放化疗，根据癌肿对放化疗的反应，进一步选择治疗方案。

肿瘤生长部位不同，手术切除的方式也会有所不同。通俗来讲，阑尾以下的肠段就是结直肠。我们可以把结肠想象成一个整体，假设我们站在一个大门框里，"右侧门框"称为盲肠和升结肠，升结肠在肝脏下面变为门框的"横梁"，其中"右上门框角"称为肝曲，"横梁"称为横结肠，横结肠在脾脏下转变为"左侧门框"，"左上门框角"就是脾曲，"左侧门框"就是降结肠、乙状结肠和直肠；将"门框"固定在腹壁上的钉子，医学上称为系膜；盖在门框上的"门帘"称为大网膜，结肠周围还有提供营养的血管及免疫相关的淋巴结。

外科手术的切除范围不仅仅是癌肿生长的那一小段肠壁，癌细胞就像脱缰的野马一样到处乱跑，所以为了达到尽量切除干净的目的，外科医生会扩大手术范围，并对周围的淋巴结进行清扫。

盲肠、升结肠及结肠肝曲我们总称为右半结肠，生长在这部分的结直肠癌一般选择右半肠切除术，切除范围包括离结肠起始端 10 cm 以上的小肠、盲肠、升结肠、横结肠右半部、大网膜及其周围淋巴结。

横结肠中部结直肠癌的切除范围包括横结肠、系膜、大网膜，部分非居中的横结直肠癌，需要另外切除部分升结肠及降结肠。

结肠脾曲、降结肠、乙状结肠总称为左半结肠，生长在这部分的恶性肿瘤，通常选择左半结肠切除术，切除范围包括横结肠左半部、降结肠、乙状结肠、系膜、左半大网膜。

在乙状结肠下方还有一段相对短直的肠段，称为直肠；直肠到肛门间有一段长约 2 cm 的肛管；直肠与肛管交界处有一结构叫齿状线，约有 85% 的肛门、直肠疾病发生于齿状线附近。

在介绍直肠癌的外科术式之前，需要先了解肛门的一个重要结构——肛门括约肌，它就像守卫一样，阻止肠道内粪便随意排出。所以涉及直肠的外科手术可能会损伤肛门括约肌，而肛门括约肌损伤的患者术后会出现大便失禁的情况，需要长期挂粪袋来解决排便问题。如果直肠癌肿

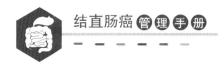
位于腹膜返折以下，通常选用 Mile's 术式；位于齿状线 5 cm 以上的恶性肿瘤，倾向于 Dixon's 术式；而对于一般情况较差的直肠癌患者，建议行 Hartmann 手术。当然，具体治疗方式要由医生根据病情来最终决定。

▌听起来很可怕的结肠或回肠造瘘

老百姓一听到肠造瘘，也就是我们常说的"人工肛门"或者"挂粪袋"，都会觉得可怕而且反感，但肠造瘘也是为了使一部分肠道手术患者更好、更快恢复而采取的措施。

造瘘又称为造口，将肠道的一部分置于腹部表面，使粪便不经肛门口排泄，而是直接经腹壁的造瘘口排出体外。打个比方，将肠道比作一条高速公路，做肠道手术就相当于公路施工，这时汽车（粪便）只能临时从辅路驶出，这条辅路就是所谓的"肠造瘘"。

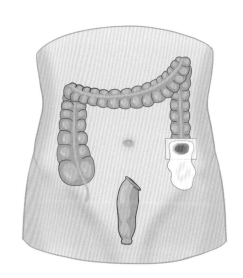

▌哪些患者需要行肠造瘘

并不是所有做了肠道手术的患者都需要进行肠造瘘（挂粪袋），而且患者挂的粪袋也并不都一样，粪袋也有不同的"款式"。患者术后需不需要做肠造瘘、需要做哪一种造瘘需要根据结肠肿瘤的位置、患者的身体情况、肠道的准备情况等因素综合考虑。造瘘大致分为两种，即预防性造瘘和永久性造瘘。预防性造瘘即暂时性造瘘，就是等"道路"施工结束、肠道恢复健康时关闭"辅路"，粪便恢复原路行驶，一般这种造瘘的时间为 3 个月；永久性造瘘，顾名思义，是不能还原的，患者需要终身携带，往往由于癌肿过大、切除的肠段过多、肠道不能恢复原来的连续性，或者癌肿生长的位置过低、累及肛门，切除后肛门的功能受到影响，无法像正常肛门一样做个合格的门卫，无法控制粪便的排泄，就会出现大便失禁的情况。

▌造瘘术后如何护理

不论是永久性还是暂时性的造瘘，患者都需要与造瘘共处或长或短的一段时间，需要护理造瘘。

首先，心理护理。对患者而言，肠造瘘在身体外形和自尊方面都是一个很大的刺激，不容易接受。因此，患者第一步要了解造瘘及其对疾病恢复的重要性，可以寻求专业医护人员的帮助。除了对造瘘有理性的认识外，还需要家属和亲友的理解和鼓励，使患者逐渐面对现实，接受自己外观上的变化，并协助患者进行造瘘的日常护理。

其次，饮食养护。肠造瘘的患者在术后初期应食用高碳水化合物、高蛋白饮食，保证优质蛋白的摄取，适当补充矿物质和维生素，尤其注意

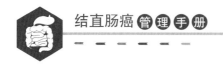

水溶性维生素的补充，这样可以减少感染和并发症的发生，使身体尽快康复。当身体基本康复后，应以平衡饮食、合理营养、促进健康为原则，规律进餐，定时定量，多食新鲜水果、蔬菜，进食适量的膳食纤维，保持大便通畅，补充充足的水分。在进食时应避免说笑，喝饮料时要使用吸管，避免吞入大量空气，同时少食易产生气的食物，避免进食高脂肪餐。不良气味的产生将使肠造口患者在社交场所出现尴尬局面，应避免食用洋葱、鱼类、蛋类、大蒜等食物，多食含叶绿素较多的绿叶蔬菜，有助于控制异味。

最后，日常生活护理。对于回肠造瘘的患者，由于小肠的分泌物较多且含有大量消化酶，极容易腐蚀造口周围皮肤，如果患者发现造瘘口周围皮肤出现皮疹或散在卫星状红斑，应先用无菌生理盐水棉球清洁瘘口周围皮肤，并于就近医院外科门诊换药消毒。对于结肠造瘘的患者，由于大部分水分已经被小肠吸收，排出的通常是成形便或松软的不成形便，需要多观察造瘘口肠黏膜的血液循环，评估造瘘口有无回缩、出血及坏死。如果造瘘口黏膜颜色红润，富有光泽，表示血供良好，如果黏膜呈暗紫色或黑色，则说明造瘘口肠管血供有障碍，应立即与医生联系。此外，肠造瘘后能否继续性生活，也是患者和配偶很关心的一个问题。一般情况下，术后几个月就可以恢复正常性生活，女性肠造瘘患者同样可以怀孕、分娩，具体可以咨询相关专科医生。

总之，结肠或回肠造瘘并没有想象得那么可怕，希望大家能对肠造瘘有正确的认识，更不要将造瘘妖魔化，一切皆是为了患者的健康及身体的康复。

辅助化疗有哪些?

一些结直肠癌术后或不能接受手术的患者需要进行辅助化疗,目前公认的结直肠癌化疗药物包括以 5- 氟尿嘧啶（5-fluorouracil，5-FU）为代表的相关用药或联合用药,如氟尿嘧啶 + 叶酸钙、替加氟尿嘧啶及氟尿嘧啶相关衍生产物,以及卡培他滨、伊立替康、奥沙利铂、三氟吡啶 / 替比嘧啶等细胞毒性药物。除了细胞毒性药物外,还有"生物导弹"——分子靶向药物,典型代表药物有贝伐单抗、雷莫西单抗、西妥昔单抗、帕尼单抗等,也有个别涉及免疫检查点抑制剂类药物（如派姆单抗等）。

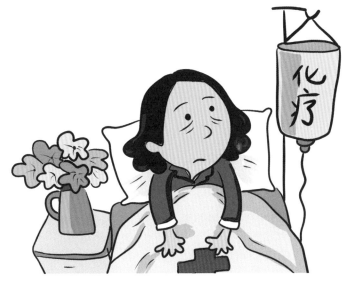

■ 术后患者的化疗方法

不同疾病进展程度即肿瘤分期的患者需要接受的辅助化疗方案不同。

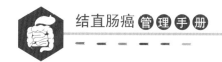

手术切除的Ⅳ期（晚期患者）、Ⅲ期及Ⅱ期具有较高复发风险的结直肠癌患者，在接受外科手术后，为了改善预后、降低复发率，可以给予术后辅助化疗。这些患者的推荐辅助化疗方案：以奥沙利铂为核心的联合化疗方案，如卡培他滨＋奥沙利铂、奥沙利铂－左亚叶酸钙－氟尿嘧啶；以氟尿嘧啶为核心的化疗方案，如单用氟尿嘧啶或氟尿嘧啶／替加氟尿嘧啶联合叶酸钙等。目前的治疗规范建议上述化疗方案在患者接受手术后的8周内进行。

▌不能接受手术治疗患者的化疗方法

经统计，在未使用化疗药物干预的情况下，晚期结直肠癌患者的中位生存时间在8个月左右，而辅助化疗有可能减缓肿瘤进展，进而缓解患者的相关症状，延长寿命。因此，无法进行手术治疗的结直肠癌患者推荐使用铂类标准化疗方案联合靶向单克隆抗体疗法，如奥沙利铂－左亚叶酸钙－氟尿嘧啶联合贝伐单抗的疗法。有研究发现，约50%失去手术机会的晚期结直肠癌患者伴随 *RAS* 基因突变，患者使用抗上皮生长因子受体抗体会带来相对较好的疗效（如西妥昔单抗及帕尼单抗），因此这类患者进行辅助化疗前建议先行 *RAS* 基因突变检测，以指导后续治疗策略。除 *RAS* 基因外，结直肠癌患者也存在其他基因突变的情况，如 *BRAFV600E* 基因突变的患者可表现出对常规辅助化疗方案的抗药性，因此对常规化疗方案效果不佳的患者应注意筛查此类相关基因突变情况，并调整治疗策略。

▌术前"新辅助化疗"

某些分期相对较早的结直肠癌患者，在手术前可先进行"新辅助化疗"，此概念是最近十年新提出的，主要是恶性肿瘤患者在针对瘤体的局部治疗（如手术或放疗）之前先进行化疗，目的是减小肿瘤体积，提高手术根治性切除率，使肿瘤的增生、血管侵袭及器官转移能力降低，从而降低手术后肿瘤复发及转移的发生率。关于新辅助化疗的药物选择，5-FU是目前公认具有相对较好疗效的药物之一，而且 5-FU 联合四氢叶酸疗法在一定程度上可提高 5-FU 的疗效；结直肠癌患者使用奥沙利铂疗效明显，因此，推荐将奥沙利铂 +5-FU+ 四氢叶酸作为结直肠癌的一线化疗方案。新辅助化疗可在一定程度上减小结直肠癌的肿瘤体积，从而降低肿瘤分期及局部复发率，对于中晚期的结直肠癌患者具有重要意义。

总之，结直肠癌的辅助化疗方案有多种，需要根据患者的具体病情选择不同的辅助化疗方案。

化疗后怎么办？

结直肠癌患者在完成治愈性切除手术和辅助化疗后，仍存在肿瘤复发的可能性。95% 的复发发生在 5 年内，因此，患者治疗后的随访与病情监测十分重要。在病情监测的过程中，需要密切关注以下几方面：是否存在治疗相关并发症、是否有潜在可切除的复发病灶、是否有新发尚处于非侵袭阶段的肿瘤等。根据结直肠癌患者在初次确诊时的不同疾病分期，需要制订个体化的随访计划。

Ⅰ期结直肠癌患者疾病分期较早，推荐在接受治疗后的第 1 年及第 3 年行电子结肠镜检查（必要时结合活组织检查），若无异常发现则以后

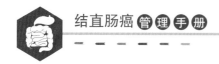

每 5 年进行一次结肠镜检查；若在结肠镜下发现进展期腺瘤（如绒毛状息肉、息肉＞1 cm 或高级别异型增生等）应调整为每年进行一次结肠镜检查。

成功接受治疗的 Ⅱ／Ⅲ 期结直肠癌患者，推荐在治疗后 2 年内每 3 ～ 6 个月前往医院进行一次复查和体检，若检查无异常则在接下来的 3 年内每 6 个月进行一次复查。复查的项目包括血清学指标——肿瘤标志物 CEA 及电子结肠镜检查。CEA 的监测计划应遵循：治疗结束后的前 2 年每 3 ～ 6 个月监测一次，随后 3 年内每 6 个月监测一次。结肠镜检查计划推荐患者分别在接受治疗后的第 1 年、第 3 年行电子结肠镜检查，若检查无异常则随后每 5 年进行一次结肠镜检查，电子结肠镜下一旦发现进展期腺瘤（如绒毛状息肉、息肉＞1 cm 或高级别异型增生等）应调整为每年进行一次结肠镜检查。年龄＜50 岁、患有林奇综合征等高风险患者应在专业医生指导下进行更为频繁的结肠镜检查。经专业医生评估为高复发风险的 Ⅱ／Ⅲ 期结直肠癌患者，2 年内发生二重癌的风险较高，除了在治疗后前 2 年内规律电子结肠镜检查外，5 年内每年都应进行胸腔、腹部及盆腔 CT 检查，以评估有无潜在可切除的器官转移病灶，尤其是肺和肝。

相对晚期的 Ⅳ 期结直肠癌患者，接受治愈性治疗后应遵循与 Ⅱ／Ⅲ 期患者类似的复查计划，但在某些检查方式上应更加频繁，如胸腔、腹部及盆腔增强 CT 在辅助化疗后的 2 年内每 3 ～ 6 个月复查一次，随后的 3 年内每 6 个月检查一次。Ⅳ 期结直肠癌患者同样应该密切监测 CEA 指标，如果检测数值增高时，应及时完善结肠镜检查，以及胸腔、腹部、盆腔CT及体格检查，也可根据专业医生的建议进行 PET-CT 检查。若患者的 CEA 数值呈逐渐升高的趋势，而现有的胸腔、腹部、盆腔 CT 尚无明确发现，应增加 CT 检查的频率，调整至每 3 个月一次，直到发现病灶或 CEA 水平稳定或下降。

总之，要根据结直肠癌患者疾病的分期及治疗情况制订化疗后的处理策略，具体情况具体分析，由专业医生制订个体化的方案。

放疗有哪些不良反应，该如何应对？

得了癌症要不要放疗？许多癌症患者在这个问题上选择"宁愿等死，也不冒险"，原因是放疗在杀灭癌细胞的同时会杀死正常细胞，造成大量脱发、呕吐、疲劳等严重不良反应，可能最后癌症没治好，人却被活活折腾死……放疗真有那么恐怖吗？

研究表明，约 70% 的肿瘤需放疗，而且放疗的作用与手术相当，西方发达国家有 60% ~ 70% 的肿瘤患者接受放疗，但在中国接受放疗的肿瘤患者仅占 30%。放疗技术从 20 世纪初的深部 X 线到 20 世纪 50 年代的二维传统照射技术、20 世纪 90 年代的三维适形照射技术，到目前的调强放射治疗技术、图像引导放射治疗技术，以及最新的螺旋断层放射治疗技术，可以说已经发生了翻天覆地的变化。放疗遭受如此冷遇，究其根本还是人们的陈旧观念所致。所以，要摒弃陈旧观念，从科学的角度认识放疗。

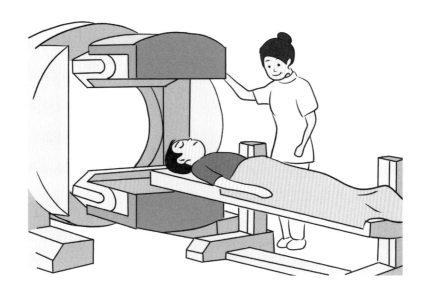

首先，要知道所有癌症的治疗都会有不良反应，但是现代放疗的不良反应比手术、化疗的不良反应小得多。因为它仅仅是一个局部治疗，是用射线这把无形的刀将肿瘤"切"掉，没有切口，不损伤器官，更不会加速患者死亡。

其次，人们印象中精度不高、不良反应大的放疗指的是常规放疗。常规放疗由于影像诊断和定位系统都只停留在二维平面上，临床医生看不到肿瘤后面的情况，只能依靠感觉和经验掌握，如同盲人摸象，在这种大面积的照射下，肿瘤周围的正常细胞就像被挟持的人质一样被射线破坏，最终导致了对肿瘤打击力小、不良反应却是非常明显的现象发生。

最后，现代放疗不再滥杀无辜。现代放疗已经完全告别了敌我难分的"土炮时代"，而进入了精、准、狠的"导弹时代"。现代放疗在 PET-CT 的模拟定位下，在分子层面深入分析肿瘤，有的放矢地用 TOMO 刀、伽马刀等放疗设备，按肿块的立体形态直接射杀，不再累及正常组织。以前医生为了减少放疗的不良反应，往往采用多次小剂量放射的方式，而现在的医生敢于"加大火力"打击肿瘤，即加大剂量，减少次数，缩短患者的放疗时间。效果比过去好得多，不良反应也小。

当然，放疗也有不良反应，下面列出了常见的不良反应及处理方法。

1. 厌食、恶心、呕吐

厌食、恶心、呕吐是肿瘤放疗常见且最早出现的不良反应之一，大多数是放疗引起的胃肠功能紊乱。处理办法：卧床休息，多饮水，使代谢物排泄。少食多餐，吃易消化、清淡的食物。放疗引起的食欲缺乏，可服用维生素 B_6、助消化药等，也可食用开胃食品（如山楂等）。如果上述症状较重、处理效果不佳，可考虑输液或停止放疗。

2. 发热

放疗过程中出现发热的原因有多方面。放疗本身造成的组织损伤，尤其是肿瘤组织坏死吸收可以引起发热；"外周血象"下降、免疫功能减退也易合并病毒或细菌感染而引起发热；联合化疗等可使发热加重。因此出现发热，首先寻因。体温低于 38 ℃的发热，可不用退热药物，多饮温开水，注意休息，多排汗、排尿，体温多能恢复正常；体温超过 38 ℃的发热，头痛或全身不适明显，可使用退热药物（如解热镇痛剂等），也可用湿毛巾冷敷头部，待进一步明确发热原因后再做相应处理；体温持续升高达 38.5 ℃以上，应暂停放疗，稳定病情，静脉输液给予支持，必要时应用抗生素、维生素及适量肾上腺激素。

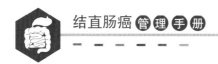

3. "外周血象"下降

人们常说的"外周血象"指的是化验血常规里红细胞、白细胞、血小板等相关指标的数值。人体的造血系统对放射线高度敏感，部分患者在放疗中可出现这些血细胞的减少。红细胞减少到一定程度就会出现贫血，症状包括面色苍白、头晕、乏力等，而白细胞和血小板下降到一定程度也会对人体产生影响并有一定危害，如容易感染、出血等，严重者可能危及生命。故放疗期间应严密监测血细胞变化，及时干预。放疗中应加强饮食营养，促进造血功能，选择高维生素、高蛋白饮食。必要时应使用升高"外周血象"的药物，还可成分输血或输新鲜全血。白细胞下降明显者注意预防感染，血小板减少者注意有无出血倾向，防止损伤。"外周血象"下降严重者，应及时停止放疗。

4. 放射治疗区的皮肤损伤

放射性皮肤损害是放疗中和放疗后经常出现的不良反应，常见的表现有皮肤瘙痒、脱屑、糜烂、渗出等。多好发于颈部、腋下及腹股沟等皮肤薄嫩和多褶皱的部位。放射性皮损的发生除了与局部皮肤的解剖结构有关之外，还与照射总剂量、分割剂量、总疗程时间、射线种类、外界气候条件及患者的自我保护等因素有关。肿瘤患者放疗过程中要保护好放射区的皮肤：内衣要宽松、柔软，不要在照射野内粘贴胶布，涂抹红汞、碘酒等刺激性药物，不用肥皂等碱性物质清洗局部，不要暴晒等。要保持患部清洁，严防感染，忌用手挠抓，以免加重局部皮肤的损伤。严重时应暂停放疗。

5. 口咽疼痛、口干

正常人的唾液是由腮腺、颌下腺、舌下腺，尤其是腮腺分泌的，作用是保持口腔湿润，帮助消化食物。上述腺体大都在放射野内，在接受了高剂量的放疗后，正常腺体的腺细胞不能分泌足够的唾液，唾液变得少而黏稠，故患者会觉得口干。这种情况在放疗中比较常见并可能伴随终身。虽然目前还没有很好的办法可以使唾液分泌功能恢复正常，但可以在放疗过程中注意多饮水、进食温热软饭以减轻食物刺激、补充营养等使症状减轻。疼痛严重不能进食者，应静脉补充液体，以保证机体营养供给。

6. 脱发

放疗使用的高能射线穿透能力很强，而人的头颅大小有限，所以射线完全可以穿透。只要头颈部照射野内有头发或射线通过的路径上有头发，那么射线对头发毛囊的生长都会有影响，达到一定剂量后就会引起脱发。放疗引起脱发后头发还会再长出来，不过每个人头发长出来的时间不同。

总之，放疗是肿瘤治疗的一种有效方法，虽然这种疗法有一定的不良反应，但我们也有相应的应对策略。

📖 结直肠癌治疗中吃什么更好？

饮食不仅与结直肠癌的发生、发展密切相关，还是预防和控制结直肠癌的重要因素，也在结直肠癌的治疗中发挥重要作用。

很多结直肠癌患者在手术后不知如何饮食更健康，而饮食是结直肠癌患者术后康复的重要环节，一旦饮食不当，便会影响术后康复，出现很

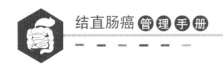

多不必要的麻烦。术后饮食应遵循"循序渐进"的基本原则，这一点主管医生一般都会跟患者沟通清楚。术后待肠蠕动恢复，先以进流食为主，选择易消化、有营养的食物（如米汤等）。若患者无恶心、呕吐、腹胀等症状，可适当补充半流质饮食（如稀饭、面条等），少食多餐。一般术后1周左右可恢复正常饮食，但应尽量避免刚开始就进食太多高纤维蔬菜（如韭菜、芹菜等），以免增加肠道负担。还需要注意的是包子、饺子等带馅食物也不易消化，有一部分患者术后食用带馅食物会导致肠梗阻。

患者住院期间一般都能保持规律生活习惯和均衡饮食，出院后往往就会放松要求，所以，建议患者和家属出院后仍要注意饮食卫生，保持良好的饮食习惯，注意荤素搭配，不挑食，无须过分强调高营养饮食，只需适当摄入即可。有研究表明，结直肠癌患者经治疗后，在饮食中增加纤维的摄入量可以改善预后。所以，术后恢复正常饮食后，可适当增加膳食纤维的摄入，进食一些水果、蔬菜，对于患者康复很有帮助。

结直肠癌患者术后应该减少油脂的摄取，增加纤维素的摄取。饮食中过多的油脂，尤其是动物性脂肪，可刺激小肠胆酸的分泌，肠内胆酸量过高时，易变成致癌物，从而促进肿瘤细胞的生长。可见，高脂肪饮食与结直肠肿瘤的发生关系密切。增加膳食纤维的摄取：一方面，因为食物中的膳食纤维可增加粪便体积、促进肠蠕动增加排便，减少粪便在肠内的蓄积时间、减少肠黏膜与粪便及致癌物质的接触时间；另一方面，膳食纤维在结直肠中经厌氧菌发酵产生了短链脂肪酸丁酸盐，能抑制癌细胞增生。可见，食物中的膳食纤维可稀释油脂中的可能致癌物质，还可加速致癌物质排出体外。另外，已有研究表明，过多摄入加工食物，如腌制或额外添加硝酸盐的肉制品，尤其是采用煎炸、烧烤等高温方式烹饪的红肉类食物，会增加结直肠癌的患病风险，而食用鱼肉可降低结直肠癌发病和死亡的风险。因为在红肉加工过程中会产生多环芳烃等致癌物质，而且红肉中大量的血红素铁会促进亚硝基化合物的生成，加速结直肠的癌变；而鱼类中的长链 ω-3 多不饱和脂肪酸则有抗肿瘤活性。所以，结直肠癌患者应尽量避免食用含饱和脂肪酸的红肉和加工食物，可适当增加膳食纤维和鱼肉的摄入。

很多结直肠癌患者在接受化疗的过程中会发生不良反应，如口腔黏膜炎、恶心、呕吐等消化道反应及血常规、肝功能、肾功能异常等，不仅给患者带来了很大痛苦，甚至影响了化疗的正常进行。除了医学上应用必要的药物外，饮食治疗也很重要。出现口腔黏膜充血水肿、口腔溃疡的患者要注意保持口腔清洁，避免进食过热、过酸及刺激性食物，进食后要刷牙，补充高营养流质或半流质饮食，如莲子羹、鲫鱼汤、雪耳羹、牛奶、豆浆等。如果出现恶心、呕吐等消化道症状，要少食多餐，避免饱腹感，进餐要细嚼慢咽，餐后半小时可适当活动，可进食一些开胃食品，如山楂、扁豆、山药、香菇等。出现肝损伤的患者，可适当进食苦瓜、绿豆芽、香菇、木耳和富含维生素的水果，如猕猴桃、蜜桃、苹果、葡萄等。如果出现肾功能损伤要限制蛋白质摄入，合并水肿的患者要少吃盐，可适当进食乌鱼、菠菜、红苋菜等食物，也可进食一些富含水分又有利尿作用的食品，如西瓜、黄瓜、冬瓜等。

过量饮酒和吸烟可增加结直肠癌的患病风险，也与结直肠癌患者的死亡率升高相关，所以建议结直肠癌患者戒烟、戒酒，如果饮酒也必须适量。

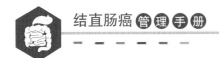

维生素 D 作为一种人体必需的脂溶性类固醇衍生物，除了维持钙磷平衡和骨骼健康外，也可以发挥抗结直肠癌的作用。有研究表明，血浆维生素 D 水平越高，转移性结直肠癌的预后越好。所以建议结直肠癌患者适当补充维生素 D，可能会有更好的癌症结局。

总之，结直肠癌患者的饮食治疗很重要，需要根据患者的病情和特点制订食谱。术后恢复饮食要循序渐进，逐渐过渡到正常饮食。饮食中要注意减少油脂的摄取，适当增加膳食纤维的摄取。

广告上的"根治方法"可信吗？

许多患者一经确诊结直肠癌后，往往感到茫然与恐惧，有病乱投医。这时，就会有不法分子乘虚而入，向焦急的患者及家属推荐某些"独家偏方""灵丹妙药"等，号称服用后效果显著，具有诸如消灭癌肿、阻止转移的"神奇功效"。面对这样的"诱惑"，患者及家属一定要保持冷静，避免上当受骗。

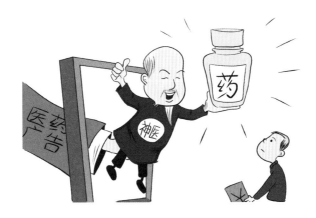

结直肠癌的正规治疗是如何进行的呢？首先，医生会对患者病情进行全面评估，之后会根据肿瘤情况和患者身体状况制订相应的治疗方案，大致治疗原则：如果肿瘤可根治性切除，一般直接进行手术切除，然后根据疾病情况决定是否需要术后辅助化疗。手术后要定期随访复查，以便及时发现肿瘤是否有转移和复发；如果肿瘤不能根治性切除，某些患者可以先进行化疗、放疗，之后再次评估病情，若此时肿瘤可以切除，则进行以手术为主的综合治疗，手术后根据情况行辅助治疗；如果肿瘤在初诊时就已经广泛转移，则一般不考虑手术治疗，可采用全身化疗或靶向治疗，有时可以联合放疗等局部治疗手段。结直肠癌的治疗属于综合治疗，并不是单一地采用一种治疗方法，需要根据肿瘤分期、部位、生物学特性及患者的具体情况采取个性化的综合治疗方式，这样才能最大限度地提高治疗效果。

我们还要明白，即使做了"根治性手术"，肿瘤也未必就被"根治"了。在医学用语中，"根治性切除"中的"根治"，指的是手术的切除范围，根治手术就是手术的范围符合根治手术的标准，这么做的话，患者有很大机会获得根治，但不代表肿瘤就被"根治"了。基于大量的循证医学证据，再结合患者自身的具体情况，手术医生会制订详尽的手术策略，原则是在尽可能全部切除癌肿及其转移灶的基础上，尽可能地保留正常组织和生理功能。

做完手术就"万事大吉"了吗？这个问题如果咨询正规医院的医生，答案必然是否定的。癌症有诸多发病因素，即便完成"根治性切除"，患

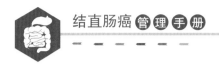

者仍须定期复查，不仅要关注术后恢复情况及并发症，也要警惕癌细胞"死灰复燃"或出现转移。

患者做完根治手术后该如何复查呢？对于结直肠癌根治术后复查的频率和项目，目前没有绝对的标准，要根据每个患者的具体情况，制订个体化的复查方案。一般来讲，复查频率可以是术后 2 年内每 3 个月复查一次，术后 2～5 年每半年复查一次，术后 5 年每年复查一次。复查的项目一般要包括血常规、血生化、胃肠道肿瘤标志物；胸部 X 线片或平扫CT；腹部、盆腔超声或 CT；电子结肠镜。

定期门诊复查对于根治术后患者很重要。一般在根治术后 1 个月进行门诊复查，这次复查的主要目的就是了解患者术后短期恢复情况（如伤口愈合、进食情况、体重变化等），同时了解术后病理，是否有术后辅助治疗的必要性。告知患者下一步的治疗和复查计划。另外，术后 2 年内，每 3 个月复查一次，主要是基于术后 2 年内是复发的高发期，所以复查频率高一些，但并不是说一定要每 3 个月复查一次，具体由医生根据患者的具体病情来决定。

对于胸部检查，选择 X 线片、平扫 CT 还是增强 CT 检查，需要根据具体情况调整，如果术前肺部正常，那么一般是术后 3 个月胸部 X 线片检查，6 个月平扫 CT 检查，以后依次类推；但是，如果患者术前肺部有小结节，那么术后 3 个月复查时最好为胸部增强 CT 检查，以进一步了解结节的变化情况。

对于腹部检查，如果术前没有肝脏和腹部内可疑情况，那么按照一般的术后 3 个月腹部、盆腔超声检查，6 个月增强 CT 检查。但是，如果肝脏有可疑结节，那么可把 CT 换为增强的磁共振成像检查，因为磁共振成像检查对于肝脏结节的诊断效能大于 CT。男性患者，盆腔检查可以用超声代替 CT；女性患者，建议 CT 检查，因为卵巢容易出现问题（如卵巢转移）。

对于结肠镜检查，一般是术后 1 年复查。但也并不是绝对的，要根据具体情况来定。如果患者术前有多发息肉，一般先做癌症手术，术后 3 ~ 6 个月复查结肠镜检查，切除息肉，而不是按照一般规律术后 1 年复查结肠镜。对于术后结肠镜的复查频率，不是固定的每年都要复查，一般术后 1 年复查，如果没有新发现的息肉，可以延长 2 ~ 3 年复查一次，如果还是正常，可以延长 5 年复查一次。

以上复查内容是常规的复查项目，整体复查过程中要根据具体情况增减项目，建议每半年到一年复查一次颈部超声，看看颈部淋巴结情况，少数大肠癌患者也会有颈部淋巴结转移；如果患者有骨骼疼痛，需警惕骨转移，建议进行相应部位的 CT 或者磁共振成像检查，必要时行全身骨扫描或 PET-CT 检查明确。

总之，广告上的"根治方法"并不可信，结直肠癌根治手术仅仅是抗癌路上取得的一次阶段性胜利，术后定期复查能及早发现肿瘤的复发、转移等情况并尽早采取应对策略，这样才能确保抗癌战役取得最终的胜利。

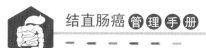

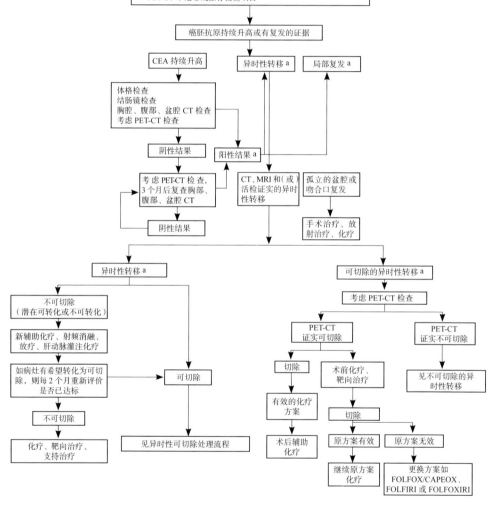

- 病史和体检，每3～6个月一次，共2年；然后每6个月一次，总共5年；5年后每年一次
- 监测癌胚抗原，CA19-9，每3个月一次，共2年；然后每6个月一次，总共5年；5年后每年一次
- 腹部、盆腔超声及胸部X线片每3个月一次，共2年；然后每6个月一次，总共5年；5年后每年一次
- 腹部及盆腔CT或MRI每年一次
- 术后1年内行结肠镜检查，如有异常，1年内复查；如未见息肉，3年内复查；然后每5年复查一次，随访检查出现的大肠腺瘤均推荐切除
- PET-CT不是常规推荐检查项目

癌胚抗原持续升高或有复发的证据

CEA持续升高　　　　异时性转移a　　　局部复发a

体格检查
结肠镜检查
胸腔、腹部、盆腔CT检查
考虑PET-CT检查

阴性结果　　　阳性结果a

考虑PET-CT检查，3个月后复查胸部、腹部、盆腔CT　　　CT、MRI和（或）活检证实的异时性转移　　　孤立的盆腔或吻合口复发

阴性结果　　　　　　　　　　　　　　　　　手术治疗、放射治疗、化疗

异时性转移a　　　　　　　　　　　　可切除的异时性转移a

不可切除（潜在可转化或不可转化）　　　考虑PET-CT检查

新辅助化疗、射频消融、放疗、肝动脉灌注化疗　　　PET-CT证实可切除　　　PET-CT证实不可切除

如病灶有希望转化为可切除，则每2个月重新评价是否已达标　　　可切除　　　切除　　术前化疗、靶向治疗　　见不可切除的异时性转移

不可切除　　　　　　　　　　　　有效的化疗方案　　　切除

化疗、靶向治疗、支持治疗　　　见异时性可切除处理流程　　　术后辅助化疗　　　原方案有效　　原方案无效

继续原方案化疗　　更换方案如FOLFOX/CAPEOX、FOLFIRI或FOLFOXIRI

注：上述图片引自：中华人民共和国卫生和计划生育委员会医政医管局，中华医学会肿瘤学分会．中国结直肠癌诊疗规范（2017年版）[J]．中华外科杂志，2018，56（4）：241-258．

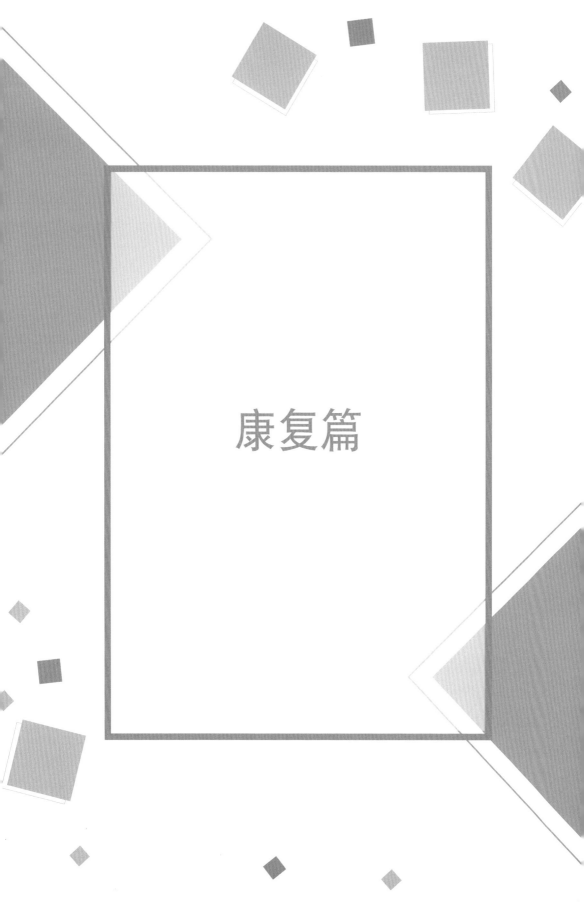

康复篇

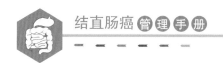

术后康复防入误区

静养就要在床上躺着吗?

静养是一种术后的治疗和恢复方式

我们在进行内镜下手术后,医生都会告知:这些天除了用药外,还需静养。静养是指静心修养或安静地休养。通过这种休养方式,手术伤口得以修复、愈合,同时可以将创面再出血等术后风险降到最低。

静养除了包含心理、情绪方面的平静安宁外,最常见的方式是卧床休息,这也是日常生活中最容易完成的部分。但我们认为的最容易的部分里却大有文章,如果处理不当,反而会损害健康,如一直卧床不动,反而容易诱发下肢静脉血栓等。那么如何进行科学的"静养"呢?不同手术方法的静养方式不同。

前面的章节已经介绍过常见的结肠镜下病变切除方式有内镜下黏膜切除术和内镜黏膜下剥离术。内镜下黏膜切除术术后 24 小时内存在出血可能,医生常叮嘱患者术后禁食并卧床静养。24 小时后可逐步恢复饮食,并且可以下床进行适当活动,如上厕所、散步等,没有必要一直卧床休息。适当的活动可促进肠道积气排出,有利于手术伤口愈合。但应重点注意:禁止体力消耗大及动作幅度大的活动,以避免低血糖发作及手术伤口再出血。术后 1 周即可恢复至日常生活、工作水平。内镜黏膜下剥离术是在内镜下黏膜切除术基础上发展而来的新技术。因内镜黏膜下剥离术较内镜下黏膜切除术操作时间长、难度大、创面深，所以术后出血等风险高于内镜下黏膜切除术。因此，术后常需要更长时间的禁食，让胃肠道得到较好的休息。此时，术后静养常意味着严格卧床，尤其术后 24 小时内，尽可能避免下床活动，包括床边站立和上厕所。有时为保护手术区，还需保持特定姿势，如左侧或右侧卧位及高枕卧位。术后 72 小时后逐步恢复饮食，可床边站立、小范围慢走等。术后半个月避免提拎重物、游泳等重体力活动。

长期卧床的害处

部分患者家属常将静养与卧床混为一谈，认为术后就应该一直在床上躺着。殊不知长时间卧床也会危害身体健康，可能出现如下问题：①下肢静脉血栓形成。长时间的卧床，导致血流减慢，进而引起下肢静脉血栓形成，继而进展为深静脉阻塞。个别情况下还会出现血栓脱落，可随血液回流引起肺栓塞，甚至危及生命。②便秘。由于长时间躺卧，胃肠蠕动减慢，造成粪便及气体在肠道内聚集，出现便秘、腹胀等表现。③直立性低血压。人体平卧时血压往往低于站立时，而长时间卧床，为保持相对较低的血压水平，血管处于扩张状态，如果此时我们突然间站立会出现直立性低血压，导致脑灌注不足，出现头晕、黑蒙等表现，甚至出现晕厥等情况。④坠积性肺炎。年老、有慢性肺病、体质较弱的患者长期卧床时，肺内分泌物会增多，如果不能及时通过转换体位、咳嗽等途径排出体外，小气管中的细菌会在分泌物中繁殖，造成感染，引起肺炎。⑤肌肉萎缩。用进废

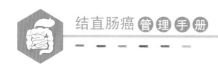

退是人体的正常调节机制，由于长期卧床，肌肉会逐步萎缩，患者会明显感到"力不从心"。⑥心理问题。因为长时间卧床限制，导致患者活动区域局限、脱离社会群体，可能会出现情绪低落、回避等心理问题。

小贴士

治疗期间或手术后静养是必要的，甚至可视为治疗的一部分。但静养并不等同于一直躺在床上，相反，长时间卧床也会给身体带来多方面的健康隐患。及时向医生咨询、沟通，可以得到更适合病情的休养方式。因此，静养很重要，方式需科学。

不排气就只能饿着？

排气了没有

手术后每天医生来查房，都会站在床边看看创面的敷料是否清洁，摸摸肚子是否有压痛，听听有没有肠鸣音，然后关键的问题就来了："排气了没有？"患者疑惑地问道："医生，什么叫排气？我打嗝算吗？"医生笑着摇摇头说："排气是指放屁。"

关心排气的原因

腹部手术后肠麻痹、肠梗阻是常见的并发症，因此术后肠功能的恢复是临床医生非常关心的问题，而肠功能恢复的第一个信号就是排气。在排气之前，即使患者委屈地告诉医生自己多么饿，多么想吃点东西，即使医生已经听到了肠鸣音，但一般还是不敢让患者进食，因为如果真的发生了肠麻痹或肠梗阻，进食可能会加重病情。在等待排气的过程中，不仅医生满怀担心，患者也饱受饥饿的煎熬。患者排气了无疑是令手术医生欣喜的消息，就如同听到了胜利的号角，那是肠蠕动的征象，是患者肠功能恢复的信号。

▌不排气就只能饿着

不排气就只能饿着吗？有没有什么好办法呢？一般除了鼓励患者术后下床活动外，咀嚼口香糖也是个安全性高、依从性好、效果可观的方法。嚼口香糖还有这种妙用？医生不是在开玩笑吧？这可是有循证依据的，国内外的多项研究均提示：咀嚼口香糖虽然并不降低术后并发症的发生率，但可以有效地缩短排气时间。虽然其起效的具体机制尚不明确，但生理学过程与"假饲"相似，也就是咀嚼动作可以促进多种消化酶及激素的分泌，同时还能通过神经反射调控，最终起到使胃肠道平滑肌蠕动增加的作用，胃肠道的平滑肌蠕动起来了，自然就有排气了。

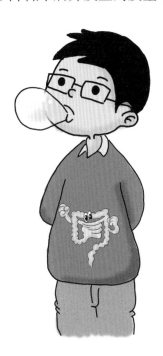

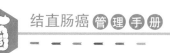

▌口香糖怎么嚼

每天应该咀嚼多少次口香糖？每次咀嚼多久口香糖比较适宜呢？这在临床上并没有统一的说法，国内外现有的资料多建议每日咀嚼 3 ～ 5 次，每次咀嚼半小时左右即可。这是在模拟我们正常进餐的过程，因此可以按照一日三餐的规律来咀嚼口香糖，只要嚼完别咽下去就好。

▌嚼口香糖的风险

那咀嚼口香糖有什么风险吗？答案是有的。但这个风险是咀嚼口香糖本身就存在的，也就是误吞和误吸的风险。误吞是指不小心把口香糖咽下去了；误吸则是不小心将口香糖吸到气管里了。因此，高龄老年人或者依从性较差的患者并不适宜使用该方法，而预防以上风险的有效方法则是将口香糖完整地吐出。除了刚刚提到的情况，牙齿脱落过多或者义齿佩戴不佳的患者也不建议使用这个方法，因为他们不能良好地进行咀嚼动作。

▌排气后的饮食

既然排气了是不是就可以正常吃饭了呢？当然是不可以。恢复饮食需要循序渐进，旷置的肠道需要重新接受和适应食物，因此需要从饮水、流质饮食、半流质饮食直至过渡到普通饮食，其中任何一步都不可操之过急。

小贴士

术后肠功能的恢复是很关键的临床问题，排气则是肠功能恢复的信号，为了更快地恢复肠蠕动，建议术后适当下地活动，还可以试试咀嚼口香糖，不仅操作起来方便，效果也是公认的好。

手术饮食该如何过渡？

结直肠息肉切除术后饮食的恢复，根据切除息肉的大小和部位，情况不尽相同。

左半结肠（结肠脾曲、降结肠、乙状结肠、直肠）单个息肉切除术后一般禁食 24 小时。右半结肠（升结肠、结肠肝曲、横结肠）单个息肉切除，或全结肠多发息肉切除者，术后需禁食 48 小时。切除息肉创面较大者，有时需禁食 72 小时。

术后恢复饮食的顺序为温水、流食→半流食→少渣饮食→普通饮食，过渡期宜少食多餐，每日可以进食 3 ～ 6 餐。

第一阶段：温水、流食

第一阶段可以先尝试喝温开水（20 ～ 50 mL），若没有发热、肚子痛、便血等不舒服，可以再尝试流食，每餐不超过 300 mL。

流食是指完全无渣、不刺激胃肠道蠕动、呈液体状态的流质饮食，易于吞咽和消化，可供给水分、部分电解质及少许热量，减少粪便渣滓，帮助肠道恢复功能，例如，小米汤或大米汤（不含米粒）、藕粉等淀粉类食物，避免牛奶、豆浆等容易引起腹胀的饮品，以及鸡汤、鱼汤、排骨汤等肉汤，以免引起腹泻。

这一阶段一般持续 1 ～ 2 天，也就是术后恢复饮食的第一、第二天，每天可以进食 3 ～ 6 餐。

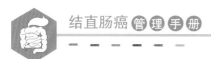

第二阶段：半流食

半流食是一种比较稀、软、烂，易消化、易咀嚼、含粗纤维少、呈半流质状态的食物，可以选择的食物有米粥、煮烂的面糊、面条、豆腐脑、鸡蛋汤、经过滤的果汁等。烹调时少渣少油，不能使用辣椒、胡椒、咖喱等具有强烈刺激味道的调味品。特别强调这一阶段避免添加其他食材，不可以食用菜粥、肉粥、海鲜粥等，以免产生较多的粪便渣滓，刺激手术创面。

这一阶段持续 5 ～ 7 天。仍以少食多餐为主，可以进食 3 ～ 6 餐，避免进食过多，如进食后有任何不适，及时告知医生，以便调整饮食和治疗方案。

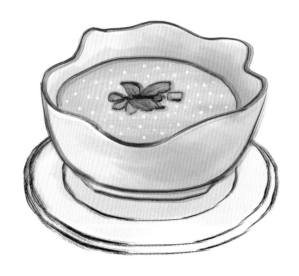

第三阶段：少渣饮食

"渣"指的是不能被消化而留在肠道里最终形成粪便的食物成分。

少渣饮食就是指上述成分含量少，易于消化、吸收的食物，可以减少食物纤维对胃肠道黏膜的摩擦刺激，减慢肠蠕动，减少粪便渣滓，利于手术创口愈合。

这一阶段选用的食物应细软、少渣、便于咀嚼和吞咽，可以选择的食物有精细米面制作的食物，如久煮的米饭、软面条、煮鸡蛋；肉类应选用嫩的瘦肉部分如鱼、虾；蔬菜选用嫩叶、花果部分，如土豆、胡萝卜；瓜类应去皮；水果类用果汁替代。避免选择的食物有各种粗粮、整粒豆、坚果，如核桃、花生、杏仁等；含纤维较多的肉类，如牛羊肉、含结缔组织多的动物跟腱；富含食物纤维的蔬菜，如木耳、芹菜、韭菜、豆芽、蘑菇等；水果，如菠萝等。所有食物需切碎煮烂，忌用油炸、油煎、爆炒、熏烤等烹调方法，避免使用辣椒、胡椒、咖喱等调味料。忌食影响大便颜色的食物及药物，如动物血、红心火龙果、黑芝麻糊、巧克力、奥利奥饼干、铁剂、铋剂等。

这一阶段持续 1 周，少量多餐，注意营养平衡，避免摄入脂肪含量过多及过甜的食物，每日可进食 3～4 餐。由于食物选择的限制，饮食营养素难以平衡，限制蔬菜和水果，易引起维生素 C 和某些矿物质的缺乏，有些果汁含较多的有机酸，易刺激肠蠕动，必要时可补充维生素和矿物质制剂。过渡饮食过程中，如有发热、腹痛、便血等症状，应及时携带内镜手术报告到医院急诊或消化科就诊。如有便血，可以用手机拍照，并用密封小瓶留取大便样本，带至医院化验。

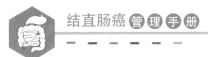

第四阶段：普通饮食

第一阶段至第三阶段持续约2周，2周后可过渡至普通饮食。

建议进食偏软的米饭、面条，主食与配菜宜选营养丰富、易消化的食物，进食时细嚼慢咽，减轻胃肠道负担。忌食生冷、油煎、油炸、熏烤、辛辣刺激食物，避免高脂、高糖饮食，少吃腌制食品，适量补充维生素。忌烟，可适量饮酒，规律饮食，每顿八分饱，避免"饥一顿、饱一顿"。

小贴士

结直肠息肉术后过渡饮食要经历温水、流食→半流食→少渣饮食→普通饮食4个阶段，由喝水过渡至普通饮食需要经历2周左右。

这期间宜食用少渣、易消化食物，宜少量多餐；忌食高纤维、油炸、高脂、高糖食物，忌食影响大便颜色的食物及药物。

出院就可以放松警惕吗？

观察大便形状及颜色是否出现了改变

大便形状改变包括条形变细或成扁平状，可出现大便变稀、经常不成形、越来越细等；大便颜色改变包括大便发黑、带血和带黏液等。

当粪便颜色出现变化时，即出现了鲜红色、暗红色，或者是黑色，都可能提示消化道出血了。其实便血是比较常见的症状，出血部位、出血量、出血速度不同，便血的颜色就会不同。便血并不是一种疾病，而是很多疾病都可能出现的一种临床症状。但是，大部分便血都可能预示着肛肠发生了病变，比较常见的肛肠病变有痔疮、肠息肉、结直肠癌等。

那么，究竟什么样的便血提示结直肠癌复发呢？和痔疮出血有怎样的区别呢？

痔疮患者的大便带血，是因排便时擦伤患处，血液多数是随着大便排出后滴落下来，因此血液不会与粪便混合，它的血液是鲜红色的，而且大多数情况下不会有黏液存在。结直肠癌患者的大便则常混有血液、黏液和脓液，而且一般颜色也比痔疮的血液颜色深一些，带脓血、黏液的大便一定要小心。

▌观察大便习惯是否出现了改变

大便习惯改变主要包括大便次数的改变、便意增多、排便不尽感或伴有腹部不适。

大便次数的改变可能也包括便秘、腹泻交替进行。此外，腹泻的患者如果用药后腹泻仍不能减轻，也应该特别留意。如果出现伴有排便不尽的感觉，可能是由于结直肠肿瘤产生的肠道刺激症状，导致患者出现了便意频繁、排便不尽感、里急后重等症状，排出物可能是带有黏液脓血的粪便。

另外，如果排便习惯的改变伴随其他腹部不适或其他全身症状时，更应提高警惕。如腹部可能有位置不固定的阵发性胀痛、隐痛，伴有明显的肠鸣音等，或者腹部摸到包块，如果同时合并不明原因的贫血、消瘦、

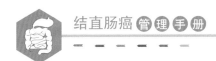

乏力、食欲减退等情况，有相当一部分可能是肠道再次出了问题，这时一定要及时到专业医院进行检查和治疗。

日常应该学会每天仔细观察自己的大便，如果发现诸如大便的形状、颜色、习惯的改变等情况，应及早排查原因。如果我们能抓住这些蛛丝马迹，尽早规范就诊，早期发现肠道疾病的概率就会大大提高。

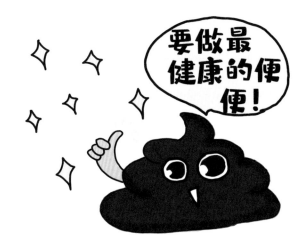

小贴士

出现黑便时应密切关注，血便时应及时就诊，大便异常时可拍照并取样到医院进行化验。除了进行常规的化验之外，医生还会对患者进行详细的专科体检，如肛门指诊、结肠镜检查等，有效预防，避免贻误病情！

术后康复必知宜忌

📖 **结直肠癌术后怎样调整生活状态?**

结直肠癌的发生与不健康的生活方式密切相关。生活方式健康,结直肠癌术后复发的风险就会降低。生活方式的改变基本上是无成本的,并且基本无风险或不良反应,而得到的收益却是巨大的。爱上规律的生活,是走向术后健康重要的一步。

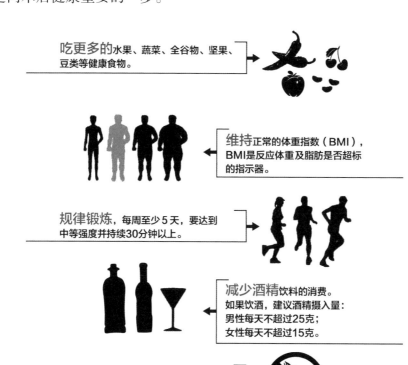

吃更多的水果、蔬菜、全谷物、坚果、豆类等健康食物。

维持正常的体重指数(BMI),BMI是反应体重及脂肪是否超标的指示器。

规律锻炼,每周至少5天,要达到中等强度并持续30分钟以上。

减少酒精饮料的消费。如果饮酒,建议酒精摄入量:男性每天不超过25克;女性每天不超过15克。

如果吸烟,必须下决心戒除。

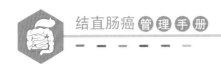

对于结直肠癌术后患者而言，什么是良好而规律的生活方式呢？

1.逐步养成定时排便的习惯

规律的排便习惯，有助于术后大便的自我监测，如间隔几天没有大便，可服用导泻药或到医院进行人工肛门灌肠，保持大便通畅；此外，为防止腹泻，要注意饮食卫生，少吃纤维素类食品或生冷、油腻的食物。同时，要学会观察自己的大便，因为大便的改变常常是肠道发生病变的重要预警，如发现大便性状、颜色改变或者排便习惯改变，我们应该到医院就诊，也可以拍照并取样到医院进行化验，医生会对患者进行详细的专科体检并完善相关化验检查，如肛门指诊、结肠镜检查等，避免贻误病情！

2.终身保持健康的体重

肥胖、超重会增加多种肿瘤性疾病的患病风险，其中就包括结直肠癌。管理体重，避免超重、肥胖是结直肠癌术后患者重要的自我管理措施。当然，也要注意合理科学减肥，重在"管理"体重，尤其要避免腹部脂肪囤积。

3.积极定期锻炼

久坐、缺乏运动会增加结直肠癌术后复发风险，而定期锻炼有助于降低这种风险。运动贵在坚持，"三天打鱼两天晒网"式的运动起不到什么作用。我们建议每天30分钟中等强度有氧运动。另外，对于一些术后造瘘或因放化疗产生神经毒性的患者，需要注意运动并非强度越大越好，而是要量力而行，根据自身情况做相应的调节。

4.不吸烟、控制饮酒量

说到吸烟，很多人会想到肺癌；说到饮酒，很多人会想到肝癌。事实上，吸烟、饮酒可不只是增加肺癌、肝癌的患病风险，而是会增加多种癌症的风险，其中也包括结直肠癌。结直肠癌术后患者要戒烟，戒烟困难的患者可酌情接受戒烟辅导。另外，术后患者要做到不饮酒、控制含酒精饮料的摄入。这些都有助于降低结直肠癌术后复发风险。

5. 合理平衡的饮食习惯

合理平衡的饮食习惯包括多吃各种新鲜的蔬菜、水果，以及鱼、酸奶、坚果、纤维含量高的食物，少吃生冷、辛辣、刺激食物，减少油炸、炙烤及烟熏食物的摄入，避免高蛋白、高脂肪饮食。

结直肠癌术后的康复是一个长期而艰巨的任务，改变生活方式、保持健康的体重、适度运动、不吸烟、少饮酒，加上合理的膳食，可以让结直肠癌术后患者尽快恢复健康，并降低结直肠癌术后复发的风险。

小贴士

良好的生活方式对结直肠癌术后患者的康复，以及预防结直肠癌术后复发起着重要作用。要做到规律排便、控制体重、积极锻炼、戒烟限酒、合理饮食。

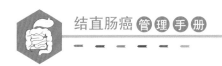

📖 结直肠癌术后如何安排饮食?

结直肠癌术后早期,患者需禁食 3 ~ 4 天,等待肠蠕动的恢复。当出现了肛门排气,同时有饥饿感,没有其他新的症状出现,患者可以逐渐恢复无渣的流质饮食,1 ~ 2 周后再逐渐恢复少渣的半流食,2 ~ 3 个月后恢复到正常饮食。

患者手术后 1 ~ 2 周一般是在医院进行治疗,主要听从医护人员做出的饮食安排,家属配合制作即可。

手术后第 1 周,建议以医疗配方的无渣功能性食品或者院内配置的匀浆膳为主,也可配合少量米汤、鸡蛋羹等极少渣食物作为搭配。绝对不可食用蔬菜、水果和奶制品。

手术后第 2 周,在遵医嘱的前提下,建议尽量以好消化、不造成腹胀的食物为主,避免一些特别不好消化的食物(如油炸食品、高脂肪的红肉、奶制品、糯米制品等);另外,产气特别多的食物也禁食,如各种豆类及制品、红薯、山药、芋头、各种萝卜和绿叶菜等。推荐细软的半流质食品,如米糊、玉米面粥、蛋羹、豆腐脑、疙瘩汤、少渣的菜泥等。

手术后 1 个月,可以恢复部分日常饮食,但还应以少油、软烂、好消化的食物为主,同时可食用少渣的蔬菜,如西葫芦、黄瓜、莴笋、胡萝卜、丝瓜、番茄等。主食以煮到软烂的粥、面条、发酵的馒头、面包等为主,尽量避免食用过硬的干硬主食,如烙饼、馕、锅盔等。

手术后 3 个月，患者的排便功能基本恢复正常，即可恢复到术前的正常饮食。恢复正常饮食后，注意荤素搭配、粗细搭配，不偏食，食物的品种尽量多。同时注意不吃腌制熏烤，辛辣刺激，含有色素、香精、防腐剂等不良物质的食物。忌烟酒，多饮水，每天的饮水量要超过 1500 mL，多采用炖、煮等比较健康的烹饪方式。同时，注意多吃膳食纤维丰富的蔬菜（如芹菜、白菜等深绿叶蔬菜），可刺激肠蠕动，增加排便次数，防止便秘。

中国居民平衡膳食宝塔（2022）

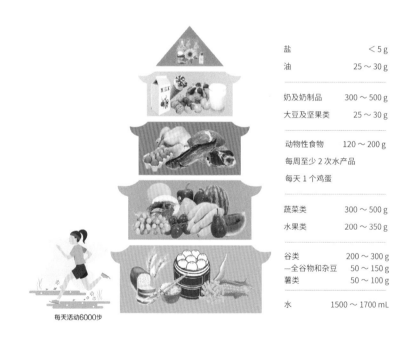

盐	＜5 g
油	25～30 g
奶及奶制品	300～500 g
大豆及坚果类	25～30 g
动物性食物	120～200 g
每周至少 2 次水产品	
每天 1 个鸡蛋	
蔬菜类	300～500 g
水果类	200～350 g
谷类	200～300 g
一全谷物和杂豆	50～150 g
薯类	50～100 g
水	1500～1700 mL

每天活动6000步

参考引自：中国营养学会《中国居民膳食指南（2022）》。

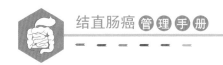

■ 结直肠癌为何越来越多？问题可能都在你爱吃的肉里

红肉在营养学上被定义为烹饪前呈红色的肉，主要来源于哺乳动物的肌肉和内脏，如牛肉、猪肉、羊肉等。

加工肉制品指经过腌制、风干、发酵、熏制或其他为增加香味或改善保存而处理过的肉，如火腿肠、培根、咸鱼、腌鱼等。

建议减少红肉和加工肉的最权威证据，是来源于 2015 年 10 月 26 日 WHO 的国际癌症研究机构公布的研究结果。WHO 通过组织 10 个国家的 22 名专家，分析了约 800 份有关肉类饮食与癌症之间关联的研究报告，结果发现：经常食用红肉及加工肉制品（包括猪肉、牛肉、羊肉、香肠、火腿、肉干、罐头肉等）的人群，与很少吃或不吃这些食物的人群相比，患结直肠癌的风险明显增加，且风险随摄入量的增加而升高。

除此之外，也有研究证实：红肉和加工肉制品的摄入与乳腺癌的发病风险也是相关的。鉴于大量摄入红肉及加工肉制品对人类健康的影响不容忽视，WHO 最终评估的结果：将红肉归结为 2A 类致癌物（动物实验中证据充分，对人体理论上有致癌作用，但实际作用尚不明确的物质），而加工肉制品被列为 1 类致癌物（已经有研究确定对人类有致癌作用的物质）。

红肉和加工肉制品虽然被归为致癌物，但并不意味着吃了就一定得癌症。因为癌症发生的原因非常复杂，是多因素、多环节、多步骤相互作用的结果。食物是否致癌需要一定的进食量、持续时间及机体内环境条件等共同决定，离开食用量谈食物致癌意义不大。

与此同时，国际癌症研究机构给出的建议：每周红肉摄入量控制在 300 ～ 500 g。平均到每一天是 50 ～ 75 g，这也是我国膳食指南对于红肉的建议摄入量。加工肉制品尽量少吃，如每个月只吃 2 ～ 3 次，或者周末、节假日时享用一下，这样既享受了美食，也不会有太大风险。

当然，癌症的预防仅靠少吃红肉和加工肉是一定不够的，还要靠建立长期、良好的生活方式。

▌预防癌症，和我一起这样吃

约 45% 的肿瘤与营养因素有关，如高脂饮食、油腻饮食，某些微量元素的缺乏、膳食纤维缺乏等，包括结直肠癌、胃癌、乳腺癌、前列腺癌等。

约 35% 的肿瘤主要与经常吸烟、饮酒过量有关，包括肺癌、口腔癌、食管癌、膀胱癌等。所以，吃好每天 3 顿饭，对于预防癌症的发生至关重要。

根据许多流行病学和实验研究，通常建议在日常饮食中补充膳食纤维，以降低结直肠癌的发生率。膳食纤维对结直肠癌的预防作用可能是由于其直接作用或在细菌发酵过程中产生的有益短链脂肪酸。膳食纤维可以增加粪便体积，稀释粪便致癌物，从而减少致癌物与黏膜细胞的接触。膳食纤维还能帮助排出肠腔内的致癌物，降低结直肠中粪便的 pH 值，从而提供一个健康的肠道环境。pH 值的降低可以减少有毒化合物的形成，如多肽降解产生的氨、胺和酚类化合物，降低结直肠中有害细菌的活性。

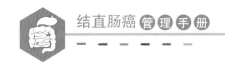

慢性炎症是肿瘤形成过程中不可缺少的环节。一些致病性的细菌可以促进炎症和增加癌症的发病率。然而，某些有益细菌可以通过产生抗炎症的短链脂肪酸来改变肠道微环境。乙酸可以减少促炎介质的释放，如肿瘤坏死因子、自介素6，促进外周抗体的产生。同样，丙酸也可以抑制促炎细胞因子的生产和诱导细胞凋亡。除了对细胞增生和分化的影响外，丁酸在炎症反应中也起着至关重要的作用。丁酸可以抑制 NF-κB 的活性，NF-κB 的活性降低进一步导致其下游目标的表达减少，如髓过氧化物酶、环加氧酶 -2、黏附分子和炎症性细胞因子。

除了结直肠癌，膳食纤维还被认为在预防乳腺癌和其他与雌激素有关的癌症方面发挥作用。全谷物和麦麸中的膳食纤维可以通过与雌激素结合及帮助胃肠道中雌激素的清除，来帮助预防乳腺癌。此外，膳食纤维还可以通过改变肠道菌群来影响循环中雌激素的浓度，雌激素在这些肠道细菌的作用下被代谢并从体内排出。

我们每天接触的蔬菜和水果，就是集合了膳食纤维、维生素、矿物质和植物化合物等多种营养素于一身的"抗癌明星"。每天吃足够多的蔬菜和水果，才是让身体强健、预防疾病发生最简单有效的"良药"。

中国营养学会在《中国居民膳食指南（2022）》中推荐：12岁以上的儿童及成年人，每天蔬菜类食用量在 300～500 g，水果类食用量在 200～350 g。同时做到少盐、少糖和控油。

我们应该把"每天一斤蔬菜，半斤水果，一把豆，一把坚果，一杯牛奶，少盐，少油腻"作为日常饮食的核心目标。

▋ 那到底吃什么，才可以满足我们的日常需求

类型	食物
谷物类	玉米、红米、黑米、小米、高粱、燕麦、荞麦等
豆类	黄豆、黑豆、绿豆、红豆、豌豆、芸豆、蚕豆等
蔬菜类	芹菜、胡萝卜、黄瓜、西红柿、辣椒、茄子等
水果类	苹果、梨、李子、橙子、石榴、猕猴桃、杏、芒果等
坚果类	杏仁、核桃、腰果、松子、榛子等

当然，推荐的只是很少的一部分食物，总体的原则是食用各种不同类型的食物，增加食物多样性，让每一顿饭都能吃得有滋有味。

结直肠癌术后心态对康复有影响吗？

每当提及恶性肿瘤，人们常常"闻癌色变"，但不同患者对待疾病的态度也不尽相同。由于文化背景、心理素质等诸多因素差异，患者的心态可以大致归纳为以下3种：①接受事实、配合治疗；②毫不在乎、任其发展；③意志消沉、悲观绝望。诚然，这些都是人们面对疾病的正常反应，但第一种患者由于选择接受和配合，往往能获得更好的治疗效果。毋庸置疑，健康的心态是肿瘤康复过程中不可或缺的一部分。

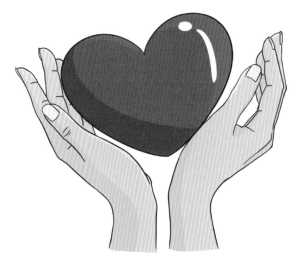

■ 心态如何影响结直肠癌患者的康复

中医自古以来就注重心态与健康的关系，所谓"淡泊欢乐多添寿，杂思寡欢命不长"。如今随着新型医学模式的建立，西医也不仅仅着眼于疾病本身，开始关注患者心理健康及社会功能的恢复。肿瘤与心态的相关性吸引了越来越多国内外学者的关注。那么，心态究竟是如何影响结直肠癌患者康复的呢？

首先，良好的心态有助于提升患者的依从性。无论是术前检查、手术方案制订，还是后续治疗的选择，无一不需要患者对医生的信任和对康复的渴望。只有充分信任医生、迫切追求康复，才能克服治疗过程中的痛苦，更好地配合医护人员完成所需的疗程，获得最好的治疗效果。对于结直肠癌，术后的定期复查必不可少，良好的心态有助于患者积极地坚持复诊，以防肿瘤复发。此外，结直肠癌的发病与生活方式、饮食习惯密切相关，坚定的信念能够帮助结直肠癌术后患者改变自己长期以来的不良习惯。戒烟限酒，减少红肉及脂肪摄入，可使患者终生获益。

其次，良好的心态有助于增强免疫系统的功能。有研究表明，积极的心态能够提升免疫细胞的功能，促进免疫因子的释放，从而改善机体的免疫功能，预防肿瘤复发。相反，有动物实验表明，长期处于恐惧不安环境会使小鼠免疫器官退化、免疫功能下降，此时接种肉瘤细胞的小鼠更容易生长肿瘤。所以乐观的心态有助于维护机体免疫系统的功能，保护机体免于罹患感染、肿瘤等疾病，为结直肠癌患者的术后康复保驾护航。

再次，良好的心态有助于改善神经内分泌功能。越来越多的证据表明，恶性肿瘤是一种全身性疾病，它的发病和预后受多种因素影响。已有研究发现，下丘脑作为人体的高级中枢，能够调控内分泌系统和免疫系统，从而抑制或延缓肿瘤的发生、发展，其功能情况影响着肿瘤患者的结局。积极的心态、规律的生活有助于患者睡眠及节律的调节，进一步促进下丘脑功能的恢复，所以及时休息调理、尽快改善心态对于结直肠癌术后患者的康复至关重要。

最后，良好的心态还有助于营养的摄取和吸收。正如我们常说的"心宽体胖"，健康、乐观的心态能够提升食欲，增加消化液的分泌，从而促进营养物质的消化、吸收，为机体组织的修复提供能量。恶性肿瘤属于慢性消耗性疾病，结直肠癌术后患者多经历数日的禁食禁水，能量缺口较大，所以充足的营养供给对于肿瘤患者必不可少，良好的营养状况还能提高机体的抗打击能力，尤其对于后续需要联合化疗等辅助治疗的患者，战胜病魔的决心与毅力能够支撑他们积极地补充能量，克服治疗过程的不适，配

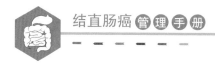
合治疗方案的完成。

怎样才能保持良好的心态

良好的心态固然重要，可是结直肠癌患者怎样才能保持良好的心态呢？

第一步，正视疾病。

对于大多数患者而言，最难的一步就是接受"肿瘤患者"这一标签，一看到"肿瘤"二字就联想到"命不久矣"。其实很多恐惧都源于未知，患者先要充分了解自己的病情，而非一味地关注死亡率和生存期，毕竟现在越来越多患者已经在较早的时期发现病变并通过手术将其治愈，实际的预后往往比患者想象的乐观。而且，肿瘤作为一种高发的慢性病，对生活质量的影响与冠心病、脑血管病相当，若能尽早发现治疗，甚至可能对后续的生活不会造成任何影响。当患者对疾病有了充分的认识，也就更容易收获平和的心态，将它当作生命中的插曲。

第二步，坚定信念。

每个人的一生总会经历这样或那样的疾病，但人类在与病魔抗争的路上从未停歇，随着医疗水平的发展，越来越多的疾病能够被治愈或有效控制。所以，即便当前的技术手段不能治愈肿瘤、杜绝复发，也不应放弃希望，日新月异的医疗技术随时会为我们带来新的机遇与惊喜。此外，关于肿瘤生存期，种种触目惊心的数字都不过是人群中的均值，代表了普遍规律，却未必适用于每一个人。肿瘤患者应坚定信念，相信自己。结直肠癌术后康复不仅仅依靠医生和药物，正如苏轼所言"安心是药更无方"。

第三步，回归生活。

患者应该认识到，抗击肿瘤仅仅只是生命中的一部分，除了积极配合治疗外，生活中还有很多有趣、有意义的事情。结直肠癌术后患者不妨重新回归生活，或重返工作，或四处旅行抑或享受儿孙绕膝的天伦之乐，喜静者可以取乐琴书，颐养神性，喜动者可以载歌载舞，陶冶情操。回归生活不仅可以分散精力，愉悦身心，更能改善患者的精神面貌，提升患者的生活质量，对于患者的术后康复具有意想不到的帮助。

随着医学模式的转变，人们愈发认识到心理健康对于肿瘤患者康复的重要性。如果把人体比作一辆汽车，结直肠癌手术可以视为一次大修，让车子能再次发动；而好心态更似日常的保养，最终决定了这辆车能够用多久。可以预见，未来会有越来越多人致力于肿瘤患者的心理疏导，帮助患者恢复健康、重返社会。也希望越来越多的患者可以明白，好心态是良药！

结直肠癌术后还需要定期到医院就诊吗？

结直肠癌的预后与转归跟疾病分期密切相关，病理是诊断的"金标准"。

▌癌前病变患者该如何随访？

前面的章节已经介绍过，癌前病变主要有腺瘤、腺瘤病，以及炎症性肠病相关的异型增生等。下面分别介绍这几种癌前病变的随访时间。

结直肠腺瘤可分为管状腺瘤、管状绒毛状腺瘤、绒毛状腺瘤，其中

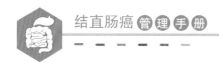

直径＞1 cm、含有绒毛成分、病理检查提示有重度异型增生或高级别上皮内癌变的为高危腺瘤，癌变率较高。结肠镜检查随访间隔时间需要根据术后病理结果决定：①术后病理是管状腺瘤的患者，如果息肉数量为1～2个且直径＜1 cm，推荐随访间隔时间为1～3年；如果息肉数量为3～10个或者其中1个直径＞1 cm，推荐随访时间为1～2年；如果息肉数量多于10个，推荐随访间隔时间为1年。②术后病理是绒毛状腺瘤、腺瘤伴高级别上皮内癌变、无蒂锯齿状息肉直径＞1 cm或伴有上皮内癌变，推荐随访时间为1～2年。

腺瘤病属于少见疾病，其中家族性腺瘤性息肉病是一种遗传性腺瘤病，有高度癌变倾向，平均癌变年龄在40岁左右，该病患者或有血缘关系的亲属推荐尽早做基因检测，已经明确诊断或未行基因检测的家系成员，建议从10～12岁开始每1～2年检查一次结肠镜，一旦发现结直肠腺瘤，以后需要每年复查一次结肠镜，直至因病变行全结肠切除。

炎症性肠病患者发生结直肠癌的风险是普通人群的2～4倍，尤其是病程长、广泛型或全结肠型病变、反复炎性反应等均与癌变风险密切相关。有研究显示随访10年、20年、30年，溃疡性结肠炎患者发生结直肠癌的累积风险分别为1.2%、3.6%、14.4%。因此，一般推荐所有的炎症性肠病患者在病情控制后定期进行结肠镜检查，并在发病8～10年后开始每1～2年进行一次结肠镜筛查以预防癌变发生，而左半结肠炎患者，筛查起始时间可推迟到发病15～20年后。

早期结直肠癌的术后随访

早期结直肠癌内镜下切除后需要密切追踪病理检查结果，报告上会描述肿瘤大小、病理类型、浸润深度、切缘情况、淋巴管／血管受累情况等，这些都是与患者预后密切相关的指标。如果出现以下情况还需要追加外科手术：①切除标本基底切缘或侧切缘阳性，即可能存在癌细胞残留；②出现黏膜下深层浸润＞ 1000 μm；③有淋巴管或血管侵犯；④肿瘤病理类型为低分化腺癌或未分化癌；⑤有高级别肿瘤出芽（2 ～ 3 级）。

对于早期结直肠癌术后的患者，推荐在手术后第 1 年监测粪便潜血试验、肿瘤标志物（如癌胚抗原）及结肠镜检查，如果第 1 年复查时结果完全正常，则下次随访间隔时间可为 3 年，3 年后结果仍正常者，随访间隔时间可为 5 年。对于早期直肠癌尤其是直肠前下段直肠癌术后的患者，推荐在术后前 2 ～ 3 年以内每 3 ～ 6 个月定期行结肠镜检查，以明确有无局部复发。

中晚期结直肠癌治疗后的随访

结直肠癌治疗后患者都需要进行规律的随访，一般推荐如下。

在结直肠癌诊断治疗的最初 2 年内，每 3 个月进行一次体检、粪便潜血试验、肿瘤标志物（如癌胚抗原、CA19-9）检测；如果 2 年内检查结果正常，此后至发病 5 年间，应每 6 个月进行一次体检、粪便潜血试验及肿瘤标志物检测；检查结果仍正常者，5 年后随访间隔时间可延长为每年一次。

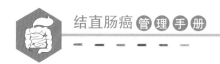
对于影像学检查，推荐进行胸腔、腹部、盆腔 CT 或 MRI，2 年内随访间隔推荐为每 6 个月一次，此后 5 年间推荐随访间隔为每年一次。

关于结肠镜随访，推荐术后 1 年内完善检查，如有异常，需要 1 年内进行复查；如未见息肉，则 3 年内复查，然后 5 年进行一次结肠镜检查，随访发现的结直肠腺瘤均推荐进行切除；如术前未完成全结肠镜检查，建议术后 3 ～ 6 个月内完善全结直结肠镜检查。对于发病时年龄＜ 50 岁的患者，可根据情况适当增加结肠镜的检查频度。《中国早期结直肠癌及癌前病变筛查与诊治共识意见（2014 年 11 月·重庆）》推荐的随访间隔时间更短，对于结直肠癌根治术后患者建议在术后 1 年内复查结肠镜，此后每 2 ～ 3 年复查一次结肠镜，而对于直肠癌根治术后患者推荐在手术后前 3 年内每 3 ～ 6 个月复查一次结肠镜，此后每 2 ～ 3 年复查一次结肠镜。

不推荐 PET-CT 作为常规随访检查项目，但是对于已经明确或者怀疑存在结直肠癌复发及远处转移的患者，可以考虑进行 PET-CT 检查来评估病情。

肿瘤复发的信号

结直肠癌术后复发的信号在早期患者和中晚期患者中会有不同，早期患者一般无明显前兆，中晚期患者可能出现跟结直肠癌术前类似的症状，如便血、大便习惯改变、黏液血便或者是有肠梗阻的表现。而有的患者会出现局部包块，如果是有远处转移复发的患者还可能出现转移相应部位的症状，如肺转移会有咳嗽，骨转移会有骨疼痛等。通常结直肠癌术后患者需要注意以下几个症状。

排便习惯改变：当患者出现里急后重的症状，且伴大便次数增多时，应考虑复发的可能，也不排除复发引起的盆腔种植，压迫到盆底的周围组织，需要完善检查。

腹痛：对症治疗缓解不明显，一般要排除肠梗阻的可能，应完善血液学、影像学检查；如果肿瘤标志物升高、影像学检查提示有占位，考虑复发的可能性比较大。

不明原因贫血、大便带血或者柏油样便、黏液便或黏液脓性血便：此时应高度怀疑复发的可能，在完善一般检查的同时，电子结肠镜检查也是很有必要的。

腹部包块：包块位置固定，质硬，并进行性增大，应考虑复发的可能，需要进一步完善检查，明确诊断，从而进一步治疗。

腰酸、腰痛、下肢水肿：可能是腹膜后淋巴结压迫局部神经丛的症状，这种情况需要增加增强 CT 检查。

此外，由于在结直肠癌术后复发的早期往往没有明显症状，所以要进行定期体检，其中需要关注以下两项检查。

癌胚抗原：在大部分结直肠癌患者术前没有特征性的升高，对术后复发或者有转移的患者的诊断价值相对高一些。如果术前癌胚抗原不高或者术前增高术后降低，在术后复查的过程中又有增高，往往表示有复发征象，这时候患者一般还没有明显的症状，所以癌胚抗原是结直肠癌术后患者必须检查的一个项目。

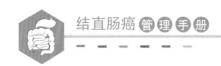

CT 及结肠镜检查：这是术后早期体检过程中必须进行的检查项目。CT 或结肠镜检查能够对早期结直肠癌术后局部病灶是否有复发获得比较直观的了解，所以在结直肠癌术后要遵医嘱进行定期复查。

小贴士

结直肠癌患者术后需关注自我排便情况，并遵医嘱定期进行复查，一般5年内以3～6个月为周期，复查项目包括结肠镜、CT、血液肿瘤标志物等检查，以判断是否出现复发。如果早期发现局部复发，通过治疗可获得良好疗效。

问答篇

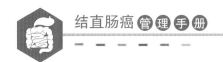
结直肠癌基本概念

问：结直肠包括哪些部分？

答：结直肠，又称大肠，总长度约 1.5 m ，由盲肠、升结肠、结肠肝曲、横结肠、结肠脾曲、降结肠、乙状结肠、直肠组成，可以吸收食物残渣中的水分，逐渐形成粪便，并通过蠕动排出体外，肠壁在显微镜下有 5 层结构，自肠道管腔内侧至外侧，分别为黏膜层、黏膜肌层、黏膜下层、固有肌层（环形肌层和纵行肌层）和浆膜层。

问：什么是结直肠癌？

答：结直肠癌又称大肠癌，包括结直肠癌和直肠癌。发病率从高到低依次为直肠癌、乙状结直肠癌、盲肠癌、升结直肠癌、降结直肠癌及横结直肠癌。95% 的结直肠癌由息肉发展而来，目前病因尚不明确，可能与吸烟、遗传、饮食方式、生活方式等关系密切。通常情况下早期结直肠癌无明显症状，病情发展到一定程度才出现排便习惯改变、大便性状改变（如变细、血便、黏液便等）、腹痛或腹部不适、腹部肿块、肠梗阻、贫血及全身症状（如消瘦、乏力、低热等）。

问：什么是结直肠息肉（腺瘤性息肉、非腺瘤性息肉）？

答：结直肠息肉是从结直肠黏膜表面隆起突入到肠腔的息肉状病变，从字面上理解就是肠壁黏膜层长出来的一块"赘肉"。从形状上说，可以是带蒂的，如同蘑菇，也可以是扁平的；从数量上说，可以单发或多发；从性质方面来说，可以是良性的，也可以是恶性的；从病理结果来说，分为腺瘤样息肉、增生性息肉、锯齿状息肉、炎性息肉、错构瘤样息肉等，其中腺瘤样及锯齿状息肉癌变风险相对较高。

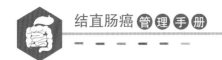

实验室和影像学检查相关概念

问：什么是大便隐血试验？

答：大便隐血试验又称为大便潜血试验，大便OB。当胃肠道有少量出血时，粪便外观的颜色可以没有明显变化，显微镜也观察不到红细胞，这种肉眼及显微镜均不能证明的出血称为"隐血"。而大便潜血试验就是用来检查有无隐血的。大便潜血试验十分灵敏，消化道出血量在 5 mL 以上时就可以检测出来。

问：什么是血清癌胚抗原（CEA）检测？

答：CEA 是一种肿瘤标志物，从胎儿及结直肠癌组织中发现的胚胎抗原性糖蛋白，出生后血中含量甚微，而在多种恶性肿瘤发生时，如结直肠癌、直肠癌、胃癌、胰腺癌、肺癌、乳腺癌、肝癌等，CEA血清含量可能出现明显升高。值得注意的是，不是所有 CEA 升高的患者体内都存在上述恶性肿瘤，有时候结直肠息肉、吸烟、炎症等也可使 CEA 升高，需要动态监测，或进一步行 CT、胃肠镜检查等明确体内是否存在上述肿瘤。

问：什么是肛门指检?

答：肛门指检简称为肛诊，是医生用手指探入患者肛门进行触诊的检查，是简单、快捷、有效的肛肠疾病筛查手段。肛门指检可以触摸到距离肛周 7 ～ 8 cm 深的部位，可发现痔疮、息肉、直肠癌等疾病。

问：结直肠内镜检查包括什么?

答：结直肠内镜检查又称电子结肠镜检查，简称结肠镜，目前已广泛地用于成人结直肠的检查和治疗，是诊断结直肠及回肠末端病变的最佳选择。标准结肠镜长约 130 cm，柔韧可弯曲，前端装有光源及电子摄像镜头，可以将肠腔内及肠黏膜图像清晰地展现在显示屏上。结肠镜由肛门缓慢进入结肠，循腔进镜，通过直肠、乙状结肠、降结肠、横肠脾曲、横结肠、结肠肝曲、升结肠到达盲肠、末端回肠，医生可通过实时图像对结直肠黏膜进行观察，并进行拍照、活检及内镜下治疗。

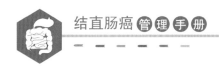

问：什么是放大内镜？

答：放大内镜就是在普通电子内镜头端安装变焦镜头，将消化道微小病变实时放大 1.5 ～ 200 倍的消化内镜。放大内镜可以弥补常规内镜分辨率低的不足，清晰观察到常规内镜无法分辨的黏膜细节，如消化道黏膜表面腺管开口、微血管等微细结构的改变，辅助判断黏膜病变的良恶性，在一定程度上区分炎症性、增生性、腺瘤性和癌性病变。

问：什么是超声内镜？

答：超声内镜是一种集超声波与内镜检查为一体的医疗设备，它将微型高频超声探头安置在内镜前端，当内镜进入消化道后，既可直接观察黏膜表面腔内形态，又可进行实时超声扫描，以获得管道壁各层次的结构特征及周围邻近脏器和血管的超声图像，等于在消化道内部做超声检查。

问：什么是病理组织活检？

答：在进行结肠镜检查时，一般到达回盲部后退镜观察肠道黏膜情况。如果发现局部黏膜存在异常，医生会酌情对病变部位进行组织活检。活检钳为一次性使用，如图所示，可张开的直径为 0.4 ～ 0.6 cm（医生可凭据钳子张开的直径在内镜下判断病变大小）。活检钳由内镜特殊孔道送达肠腔后由助手操作，钳取适当大小（通常为 0.2 ～ 0.4 cm）的组织块送病理科检查，钳取组织时被检查者一般无明显不适。

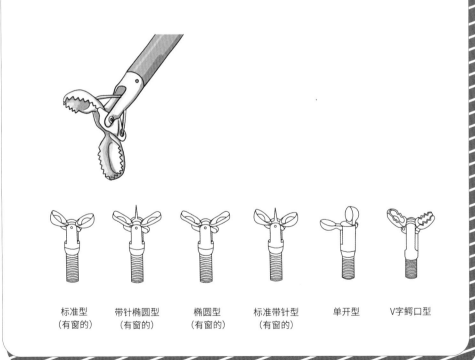

标准型（有窗的）　带针椭圆型（有窗的）　椭圆型（有窗的）　标准带针型（有窗的）　单开型　V字鳄口型

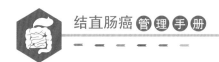

结直肠癌治疗相关概念

问：什么是内镜下黏膜切除术？

答：内镜下黏膜切除术是指在内镜下，通过辅助措施（如黏膜下注射或吸引）使病变与其固有层分离，然后圈套切除或电切除的技术。

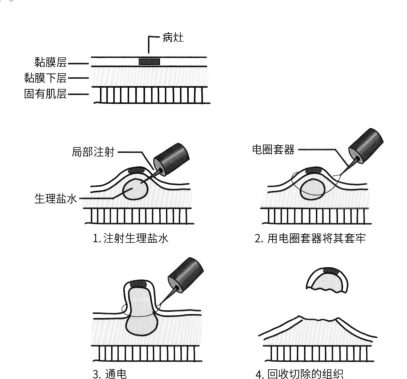

黏膜层
黏膜下层
固有肌层
病灶

局部注射
生理盐水
1.注射生理盐水

电圈套器
2.用电圈套器将其套牢

3.通电

4.回收切除的组织

问：什么是内镜下黏膜剥离术?

答：内镜下黏膜剥离术是在内镜下黏膜切除术基础上发展而来的新技术，在内镜下使用专业器械将胃肠道＞2 cm 的病灶（包括胃肠道早期肿瘤）及其下方正常的黏膜下层逐步剥离，以达到将病灶完整切除的目的。

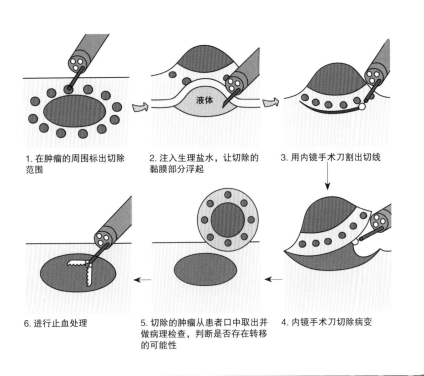

1. 在肿瘤的周围标出切除范围

2. 注入生理盐水，让切除的黏膜部分浮起

3. 用内镜手术刀割出切线

4. 内镜手术刀切除病变

5. 切除的肿瘤从患者口中取出并做病理检查，判断是否存在转移的可能性

6. 进行止血处理

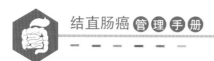

问：什么是结直肠癌根治手术？

答：结直肠癌根治手术是指在手术过程中完整切除肿瘤组织，以及周围的肠管、血管、肠系膜、淋巴组织，降低术后复发或者转移的风险。临床手术方法包括开腹手术和腹腔镜手术。

问：结直肠癌的常见并发症有哪些？

答：结直肠癌的常见并发症：①肠梗阻：结直肠癌可引起肠腔变窄，肠内容物通过障碍而导致肠梗阻。主要的表现为腹痛、腹胀、停止排气排便、呕吐等。②出血：多表现为慢性出血，少数患者可出现急性大出血，即短时间内一次或反复多次出现大量鲜红或暗红色血便，同时可能伴随心率增快、血压下降、尿量减少等症状，严重时可危及生命。③肠穿孔：由于肿瘤生长累及肠壁全层后出现腹痛、发热、腹部压痛等表现，大多数情况下需要急诊手术治疗。

预防与预后

问：什么是结直肠癌筛查？是否需要定期筛查？

答：结直肠癌筛查是没有症状但有结直肠癌患病风险的人群进行的结肠和直肠检查，目的是在息肉癌变前或者在癌变组织生长、扩散前早发现、早治疗。《中国早期结直肠癌筛查及内镜诊治指南（2014年，北京）》推荐从50岁时开始进行筛查，患病风险较高者可提早开始筛查，如有结直肠癌家族史或者患有"克罗恩病"和"溃疡性结肠炎"的人群。

问：什么是结直肠癌的高危人群？

答：有遗传性结直肠癌家族史、有结直肠癌或结直肠腺瘤病史或家族史、有炎症性肠病，以及接受过腹部放疗的人均属于结直肠癌高危人群。此外，结直肠癌的危险因素还包括年龄、肥胖、糖尿病、吸烟、饮酒、饮食结构不良等。

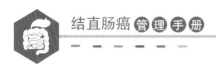
问：如何预防结直肠癌？

答：健康的生活方式可以降低结直肠癌的发生风险，如改变饮食习惯、避免体重增加、积极体育锻炼、减少饮酒，以及控制吸烟等。但最主要还是进行肿瘤筛查，在癌症发生前就进行干预。

问：结直肠癌的早期症状有哪些？

答：多数早期结直肠癌患者没有症状。很多患者都是通过结直肠癌筛查发现的，也有很多患者是在出现症状后就诊发现的，这些症状包括便血或黑便、腹痛、不明原因的贫血或排便习惯改变等。

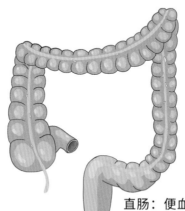

右侧：腹痛、腹胀、贫血等

左侧：腹痛、排便习惯改变、便血等

直肠：便血、大便变细、下腹胀痛等

问：结直肠癌术后如何进行康复和护理？

答：经历结直肠癌手术后，患者肠道会进行重建。在饮食方面需要特别注意，逐步从流食—半流食—软食—普通饮食，多摄入粗纤维、富含营养的食物，尽可能少吃动物蛋白与动物脂肪。要按照医嘱定期复查。如有需要，根据不同病理分型和结果进行放化疗。生活上要劳逸结合，进行适当的体育锻炼，保持良好心情。有些患者有腹部造口，出院后可以定期到医院的造口门诊进行护理。

问：如何提高晚期结直肠癌患者的存活率与生活质量？

答：晚期结直肠癌患者的预后差异很大，与年龄、日常体能状态、肿瘤部位、转移灶部位及数量等多种因素有关。要结合病情，选择合适的治疗手段，积极治疗，控制肿瘤的发展，才能有效减轻患者的痛苦，提高患者的存活率与生活质量。同时对患者进行心理安慰，鼓励患者积极配合治疗。患者可以通过听音乐、读书、看电视等减轻压力，缓解痛苦。

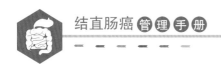

问：结肠息肉是不是会遗传？

答：除了少数的家族性息肉病以外，多数结肠息肉并不属于遗传性疾病，但却存在一定的遗传倾向性。目前认为结直肠癌患者的一级亲属（即父母、子女、亲兄弟姐妹等）是结直肠癌的高危人群，患病风险比正常人高，推荐从 40 岁开始常规进行结肠镜筛查。另外值得注意的是，便血、大便习惯改变等也可能提示恶性息肉的风险，应当注意提高警惕。